DE
L'URÉTHROTOMIE EXTERNE

DANS LES

RÉTRÉCISSEMENTS URÉTHRAUX GRAVES OU COMPLIQUÉS

PAR

LE Dr EUG. BOECKEL

PROFESSEUR AGRÉGÉ A LA FACULTÉ DE MÉDECINE DE STRASBOURG.

STRASBOURG
TYPOGRAPHIE DE G. SILBERMANN
1868.

DE
L'URÉTHROTOMIE EXTERNE

DANS LES

RÉTRÉCISSEMENTS URÉTHRAUX GRAVES OU COMPLIQUÉS

PAR

LE Dr EUG. BOECKEL

PROFESSEUR AGRÉGÉ A LA FACULTÉ DE MÉDECINE DE STRASBOURG.

STRASBOURG
TYPOGRAPHIE DE G. SILBERMANN.
1868.

DE L'URÉTHROTOMIE EXTERNE

DANS LES RÉTRÉCISSEMENTS URÉTHRAUX GRAVES OU COMPLIQUÉS.

Le traitement des rétrécissements de l'urèthre a préoccupé de tout temps les chirurgiens et a donné naissance, dans ces dernières années surtout, à un nombre presque exagéré de procédés et d'instruments.

Si je me permets néanmoins d'aborder un point de thérapeutique chirurgical déjà si encombré, ce n'est pas pour vanter quelque nouvel uréthrotome ou dilatateur, qui guérisse instantanément et radicalement les strictures les plus anciennes. Je ne m'occuperai même pas des cas relativement légers où ces instruments sont applicables, pour ne traiter que des strictures infranchissables aux bougies, ou présentant des complications particulières et qui sont justiciables de l'uréthrotomie externe.

Je sais bien qu'un certain nombre de chirurgiens, fiers de leur expérience et de leur habileté, nient complétement cette catégorie de rétrécissements et attribuent l'insuccès des tentatives de cathétérisme à l'impatience ou à la maladresse de ceux qui les pratiquent. Mais il suffit d'exercer la chirurgie dans un hôpital pour rencontrer de ces coarctations uréthrales réellement infranchissables, qui défient les efforts les plus persévérants et les mieux combinés, ou qui s'accompagnent d'accidents tellement urgents qu'on n'a pas le loisir de mettre en œuvre toutes les ressources de l'art.

Quand une stricture a amené une rétention d'urine et peut-être un commencement d'infiltration du périnée, il faut agir immédiatement, le salut du malade l'exige, et l'on ne peut pas, pendant des semaines, revenir matin et soir avec des bougies pour chercher à franchir le point rétréci. — Il en est de même quand des cicatrices multiples et anciennes ont plus ou moins oblitéré le canal, quand le périnée est criblé de fistules et que des lésions secondaires commencent à se développer dans la vessie et les reins; là encore une temporisation prolongée est nuisible au malade et l'uréthrotomie externe me paraît le véritable remède.

Les spécialistes, qui s'adressent de préférence à la classe payante, ont peut-être moins souvent l'occasion de voir ces cas extrêmes que le chirurgien d'hôpital, et c'est ce qui explique leur incrédulité à l'égard des coarctations infranchissables.

A côté de ces rétrécissements graves, qui réclament une intervention prompte et efficace, il en existe d'autres moins pressants. On ne parvient pas à les traverser avec une bougie, mais l'urine passe en filet très-mince, ou au moins goutte à goutte. Ils ne sont donc pas infranchissables à vrai dire. Car en y mettant le temps voulu, en fournissant en quelque sorte au hasard l'occasion de se mettre de la partie, on devra arriver tôt ou tard avec des instruments convenables à trouver ce chenal que l'urine traverse. La logique le veut ainsi, et il existe de nombreux exemples de rétrécissements qu'on n'a pu franchir qu'après trois semaines ou un mois de tentatives réitérées et qu'on a guéris ensuite par les moyens ordinaires; nous en citerons, nous-même, dans le courant de ce travail. Il n'en est pas moins vrai que pendant ce temps les malades sont toujours sous le coup d'une rétention d'urine avec ses conséquences; il suffit pour cela d'un flocon de mucus ou du moindre gonflement inflammatoire. D'un autre côté, une coarctation aussi serrée ne subsiste pas indéfiniment sans réagir défavorablement sur le reste de l'appareil urinaire.

La vessie s'hypertrophie et s'enflamme, et l'irritation peut se propager jusqu'aux reins. Ou bien le liquide accumulé dans la vessie reflue dans les uretères, dilate ces conduits, ainsi que les bassinets et amène une atrophie des organes sécréteurs de l'urine. J'ai assisté plusieurs fois à des autopsies où des rétrécissements de longue durée avaient produit ces désordres.

Si donc les tentatives de cathétérisme n'aboutissent pas au bout d'un mois ou deux, il faut, à mon avis, recourir à des mesures plus radicales pour prévenir ces conséquences dangereuses, qui s'établissent lentement sans symptômes bien marqués.

Enfin, il existe une dernière classe de rétrécissements qu'on franchit plus ou moins facilement avec une bougie, mais qui sont compliqués de fistules, d'infiltration urineuse ou de corps étrangers dans la vessie. Dans ces cas on arrive souvent à des résultats forts satisfaisants par les méthodes ordinaires; d'autres fois, au contraire, l'incision périnéale me semble préférable, et elle est alors d'autant plus facile que l'on peut placer un conducteur dans l'urèthre.

Avant de motiver notre préférence pour l'uréthrotomie externe dans les différents cas que nous venons d'esquisser, jetons un coup d'œil rapide sur les phases variées par lesquelles a passé cette opération. Pratiquée sans conducteur, avec beaucoup de hardiesse dès la fin du dix-septième siècle par les lithotomistes F. Colot et Tolet; appliquée dans certains cas, par J. L. Petit[1], sous le nom de *boutonnière,* elle fut ensuite proscrite par Desault et son école, qui préféraient le cathétérisme forcé. Jusque dans ces quinze dernières années, elle n'a été employée que dans des cas d'absolue nécessité, et les chirurgiens, en général, ne la mentionnent qu'en passant et en parlent, pour ainsi dire, à contre-cœur, comme d'une opération fort risquée.

Voici ce qu'en dit Civiale, le Nestor des spécialistes, dans ses leçons sur les rétrécissements (*Gaz. des Hôpit.*, 1863, p. 137): « Bien que l'uréthrotomie externe et sans conducteur « soit une opération difficile et hasardée, elle a été pratiquée « néanmoins plusieurs fois avec succès. Je la considère comme « une ressource extrême et j'admets qu'on puisse se trouver « dans l'obligation de la faire. » Et un peu plus loin il la juge de la façon suivante: « Au point de vue pratique, je ne pou- « vais pas me dispenser de signaler les écueils que doivent « rencontrer les jeunes chirurgiens dans les mains desquels on « a l'imprudence de placer des moyens défectueux et des pro- « cédés pleins de périls. »

---

[1] *Sur l'éjaculation empêchée*, par J. L. Petit, in *Mém. de l'Acad. de chirurg.*, 1743, t. I, p. 438; et *Traité des maladies chirurgicales*, 1790, t. III, p. 71.

Malgaigne parle de la boutonnière, mais pour lui préférer la ponction de la vessie, MM. Nélaton et Alph. Guérin en font à peine mention dans leurs ouvrages.

Le premier en France, M. Sédillot a ouvertement préconisé cette méthode dans un mémoire adressé à l'Académie des sciences et publié dans la *Gazette médicale de Paris* en 1854.

Elle a été appliquée depuis par MM. Verneuil, Broca, Demarquay, Labat, Dolbeau, Bourguet etc., et plusieurs très-bonnes thèses ont été publiées récemment à Paris, sur ce sujet, par MM. Carbonell, Andrade et surtout par M. Dudon, en 1867.

En Allemagne, l'uréthrotomie périnéale a été également adoptée, dans ces derniers temps, par un certain nombre de chirurgiens distingués, MM. de Bruns[1], de Bardeleben[2], de Pitha[3]; mais celui qui paraît l'avoir employée de la façon la plus large, est le professeur Busch[4], de Bonn.

Bien autre a été le sort de cette opération en Angleterre; appliquée hardiment autrefois par Astley Cooper et Guthrie[5], qui, dans les rétrécissements infranchissables avec rétention d'urine, ouvraient la portion membraneuse derrière la coarctation et fendaient ensuite celle-ci d'arrière en avant, elle est presque abandonnée aujourd'hui. En effet, H. Thompson, dont les ouvrages sur les maladies des voies urinaires font autorité de nos jours, recommande bien la pratique de Guthrie dans certains cas exceptionnels, mais avec beaucoup d'hésitation, car il a vu des chirurgiens fort habiles obligés de laisser l'opération inachevée, parce qu'ils ne trouvaient pas le bout postérieur de l'urèthre. Quand des désordres trop considérables lui font craindre pareil échec, il préfère pratiquer la ponction de la vessie, sauf à chercher ultérieurement à rétablir le passage normal (Thompson, *The pathology and treatment of stricture* etc., 2e éd., p. 338). Telle paraît aussi être la pratique actuelle de la

---

[1] *Beiträge zur urethrotomia perinealis*, thèse inaugurale de Günther. Tübingen 1857.

[2] Trad. allem. de l'ouvrage de Vidal.

[3] *Handbuch der Pathol.*, von Virchow (*Krankh. des Geschlechts-organe*, von Pitha).

[4] *Archiv für Chirurgie*, von Langenbeck, 1865, 7e vol., p. 458.

[5] *Guthrie's Anatom. and diseases of urinary organs*, Lond. 1836.

majorité des chirurgiens anglais. — Je ne parle pas ici de la manière de faire de Syme, qui a recours à l'uréthrotomie périnéale dans les cas où il parvient à introduire un cathéter cannelé dans la coarctation, mais qui défend absolument de la tenter sans conducteur. C'est là un procédé contestable pour la guérison radicale des rétrécissements susceptibles d'être franchis, et qui ne rentre pas directement dans notre sujet.

En résumé, presque tous les chirurgiens reconnaissent que l'uréthrotomie externe est une opération rationnelle dans les rétrécissements infranchissables, avec rétention d'urine, puisqu'elle remédie en même temps à la cause et à l'effet; mais ils n'aiment pas y recourir, parce qu'ils craignent des dangers et des difficultés insurmontables.

C'est pour combattre ces craintes et vulgariser une opération précieuse, mais trop peu employée encore, que je publie ce mémoire : mon travail est à peu près achevé depuis plus de deux ans, mais des empêchements de toute nature en ont toujours retardé la publication. Malgré les publications qui ont paru dans l'intervalle, j'ai néanmoins jugé utile de faire connaître mes observations, qui sont assez nombreuses et qui m'ont conduit à des indications nouvelles et à une pratique plus sûre.

Dans une *première* partie je discuterai d'abord les indications de l'uréthrotomie externe, pour exposer ensuite les procédés opératoires et les résultats définitifs.

I. Des indications.

§ 1. *Uréthrotomie externe dans les rétrécissements infranchissables avec rétention d'urine.*

Quels moyens autres que la section périnéale avons-nous à notre disposition dans ces cas graves? Je pense qu'on me dispensera de discuter le *cathétérisme forcé,* qui rencontre de nos jours une réprobation générale. J'en dirai autant de la *cautérisation d'avant en arrière,* quand elle doit ouvrir à l'aveugle un canal fermé aux bougies. Ce sont des procédés dangereux et de plus incertains. Il ne reste donc plus que la *ponction de la vessie;* celle-ci, à la vérité, remédie d'une façon immédiate et certaine à la rétention d'urine, et, quoi qu'on en dise, je la considère comme assez peu dangereuse quand elle est pratiquée au-dessus du pubis. Par contre, elle laisse le rétrécissement intact, et, s'il existe déjà un commencement d'abcès au périnée, comme c'est fort souvent le cas, elle ne dispense même pas d'une incision externe plus ou moins profonde. Ce n'est donc qu'un simple palliatif, qui permet de retarder la solution du problème, mais qui ne le résoud pas. Il peut cependant se rencontrer des circonstances où la ponction de la vessie serait peut-être préférable à l'uréthrotomie externe. Je suppose une rétention d'urine complète, avec un rétrécissement qui ne se laisse pas franchir, mais qui permet à une bougie de s'engager au point d'être pincée. Si, dans ce cas, le périnée ne présentait encore aucune trace d'infiltration, on pourrait faire la ponction de la vessie avec l'espoir fondé de surmonter plus tard la stricture.

Enfin, avant de recourir à une opération sanglante, il s'agit encore de considérer si la coarctation n'est pas passagèrement imperméable par le fait d'un simple gonflement inflammatoire, car alors une application de *sangsues,* aidée d'un purgatif, pourra triompher de la rétention.

J'ai observé, en septembre 1865, un exemple de ce genre à la clinique.

Obs. I. *Rétention d'urine brusque. — Rétrécissement perméable à la suite d'une application de sangsues. — Uréthrotomie interne. — Guérison.*

Un homme d'une cinquantaine d'années, affecté depuis longtemps d'une stricture uréthrale, était entré à la salle 105 pour une rétention d'urine. Le matin encore, il avait uriné avec un jet passable; mais, dans la journée, il n'avait pu rendre la moindre goutte d'eau. Les internes tentèrent, sans succès, de le sonder. Appelé le soir, j'essayai à mon tour, avec des bougies fines à extrémité olivaire ou tordues en tire-bouchon, de franchir l'obstacle, situé dans la région bulbeuse; mais ce fut en vain. Le malade souffrait beaucoup de sa rétention; la vessie formait un globe dû à l'hypogastre; le périnée était chaud et tendu. Pensant que cette rétention brusque était due en partie au gonflement inflammatoire de la région périnéale, je fis appliquer six sangsues au devant de l'anus et administrer un lavement purgatif. J'annonçai que probablement le malade pourrait uriner, et me dispenserait ainsi de recourir à l'uréthrotomie externe.

Effectivement, dans la nuit, les urines se mirent à couler, et, le lendemain, je parvins dans la vessie avec une bougie fine, qui resta deux heures en place.

Le surlendemain, essais inutiles avec la même bougie; mais vingt-quatre heures plus tard je fus plus heureux, et, pour éviter des accidents ultérieurs, je pratiquai immédiatement l'uréthrotomie interne avec l'instrument de M. Sédillot.

Au bout de huit jours, le malade était remis et demandait à sortir; mais je le gardai encore quelque temps pour assurer par la dilatation les bons effets obtenus par la section interne. Le phlegmon menaçant du côté du périnée s'était dissipé par résolution.

Dans ce cas, l'inflammation, attaquée, dès le début, par les sangsues, a rétrocédé, et l'obstacle qu'elle avait mis aux cours de l'urine et à l'introduction des bougies a été levé du même coup. Mais si la phlegmasie a eu le temps de passer à suppuration, si surtout il s'est développé des indurations inodulaires, les émissions sanguines n'ont plus aucun effet.

L'uréthrotomie externe est alors d'autant mieux indiquée qu'il faut, en tous cas, inciser le périnée pour donner issue au pus. N'est-il pas alors préférable de faire l'incision un peu plus large et plus profonde pour fendre en même temps le rétrécissement, cause de tous ces désordres, et donner issue à l'urine, que d'ouvrir simplement l'abcès et de ponctionner la vessie, sauf à lutter encore plus tard contre la coarctation?

Telle est la conduite que j'ai tenue dans les deux cas suivants, qui se sont présentés à peu de distance à la clinique chirurgicale, dont je me trouvais chargé alors.

Obs. II. *Rétrécissement infranchissable, avec rétention d'urine et abcès au périnée. — Uréthrétomie externe sans conducteur. — Guérison sans sonde à demeure.*

Un homme de cinquante ans, Polonais de naissance, entre à l'hôpital de Strasbourg, dans les derniers jours de juillet 1864, pour une affection des voies urinaires. Il est d'une constitution robuste, mais souffre, depuis de longues années, d'un rétrécissement de l'urèthre, qui a fait diminuer progressivement le jet de l'urine. — A son entrée, il ne pisse plus que goutte à goutte. La vessie remonte jusqu'à mi-chemin de l'ombilic; elle est large, pas très-tendue. Au périnée on trouve une tumeur comme un petit œuf, rouge, douloureuse et présentant une fluctuation profonde. Fièvre continue avec exacerbations. Les plus petites bougies sont arrêtées dans la région bulbeuse. Pendant deux jours, j'essaie de toutes les manœuvres et de tous les instruments pour pénétrer dans la vessie, mais sans résultat. La chaleur augmente, il survient de petits frissons irréguliers et la vessie se dilate de plus en plus.

Je me détermine à pratiquer l'uréthrotomie externe sans conducteur le *1er août 1864*. Le malade a été préparé à l'opération par une purgation destinée à vider le rectum.

Il est placé sur la table dans la position de la taille et soumis à l'action du chloroforme. Une sonde en métal est poussée dans le canal jusqu'au rétrécissement; on en sent le bec à un travers de doigt derrière la racine des bourses. Je pratique alors une incision sur le raphé, depuis la naissance du scrotum jusque vers l'anus, et je tombe bientôt dans un vaste abcès, qui a disséqué la partie gauche du canal. Ce dernier, grâce à la sonde, est reconnaissable dans la paroi droite du foyer purulent. Je l'ouvre un peu en avant du rétrécissement et je cherche ensuite à franchir la coarctation avec un petit stylet de trousse. Mais l'étroitesse du passage et le sang qui coule en nappe des chairs enflammées et fongueuses m'empêchent de réussir. J'incise alors sur la ligne médiane, et couche par couche, les tissus de la partie postérieure de la plaie, dans la direction de la prostate, pour retrouver la portion membraneuse de l'urèthre derrière la stricture. Après un quart d'heure de recherches et en m'aidant d'un doigt introduit dans le rectum pendant qu'un aide pressait sur l'hypogastre, je vois sourdre l'urine par un pertuis, à travers lequel une sonde cannelée glisse dans la vessie. On le reconnaît sans peine à l'écoulement continu de liquide par la cannelure et aussi à la liberté de mouvement de l'extrémité de la sonde. J'achève l'opération en fendant aussi bien que possible la partie rétrécie du canal d'arrière en avant.

Reste à placer une sonde flexible dans la vessie; comme cet instrument, introduit par le méat, ne pénètre pas facilement dans la partie postérieure du canal, je procède en sens inverse. J'introduis d'abord l'une de ses extrémités dans la vessie, entre deux stylets conducteurs; puis, fixant dans l'autre une bougie, je me sers de celle-ci comme d'un stylet pour entraîner ma sonde de la plaie vers le méat. Le cathéter ainsi placé est fixé à demeure par un bandage approprié.

L'opération a duré un peu plus d'une heure; le malade est alors reporté à son lit. Les genoux sont placés sur un rouleau; la plaie reste entièrement libre, sans aucun pansement.

2 août. Le malade est heureux d'être opéré et de voir une sonde de 7 millimètres dans la vessie. Il ne souffre nullement, n'a point de fièvre. Les urines s'écoulent bien par le cathéter.

4 août. Hier soir, le malade a fait des efforts pour aller à la selle, sans résultat. Pendant ces efforts, l'extrémité de la sonde paraît avoir glissé hors de la vessie, car, ce matin, les urines passent par la plaie. Fièvre assez marquée. J'essaie de remettre la sonde en place, mais je suis obligé d'introduire d'abord une sonde cannelée par la plaie dans la vessie, pour guider l'agalie vers ce réservoir.

Huile de ricin, 30 grammes.

6 août. Le malade n'a pas souffert de la petite opération d'avant-hier. La fièvre a diminué, la sonde coule bien, mais il y a de la cystite. Ténesme vésical. Urines mucoso-purulentes. La plaie se rétrécit, ses deux lèvres ont de la tendance à se mettre en contact.

7 août. Comme le malade continue à se plaindre de la sonde, je la retire définitivement.

Huile de ricin. Bain de siége aromatique matin et soir.

9 août. Depuis que la sonde est retirée, le malade ne souffre plus. La fièvre a disparu. L'appétit revient. Les urines coulent en partie par la plaie, en partie par le canal.

15 août. La plaie est devenue très-petite, il n'y passe plus que très-peu d'urine. Le malade demande à rentrer chez lui. On le laisse aller, à condition qu'il se présente tous les quelques jours.

20 août. Il va très-bien; je lui passe sans difficultés une sonde en métal de 7 millimètres jusque dans la vessie. Il devra se sonder deux fois par jour.

25 août. Il se présente de nouveau à la clinique. La plaie périnéale est totalement fermée. Une sonde de 8 millimètres passe sans difficulté.

En 1868, je rencontre de nouveau ce malade, qui m'assure qu'il urine toujours facilement, et qu'il ne fait plus jamais usage de la sonde; mais je n'ai pu m'assurer de son dire par une exploration directe.

Si j'ai relaté cette observation avec tant de détails, c'est qu'elle devra me servir à discuter plus tard certains points du traitement.

Obs. III. *Rétrécissement infranchissable. — Rétention d'urine. — Uréthrotomie externe sans conducteur. — Guérison.*

Jean Rieffel, âgé de trente-neuf ans, laboureur, d'une bonne constitution, avait eu antérieurement une blennorrhagie, quand, il y a trois mois, il fut pris de rétention d'urine à la suite d'un nouvel écoulement. Le docteur Mayer, de Fegersheim, le sonda plusieurs fois et le malade continua pendant quelque temps à vider lui-même sa vessie avec une sonde. Vers le milieu d'août, il ne put plus y réussir, et, le 16 août 1864, il entra à l'hôpital de Strasbourg, salle 103. — Je trouve la vessie distendue jusqu'à quatre travers de doigt de l'ombilic et laissant couler constamment un peu d'urine par regorgement, de sorte que les effets du malade sont mouillés.

Une bougie traverse, sans trop de difficultés, un premier obstacle situé au bulbe et fait couler un peu d'urine purulente, accumulée derrière ce point, mais elle rencontre plus loin un second rétrécissement infranchissable.

Comme le malade n'a pas de fièvre, et qu'il ne souffre pas trop, je temporise et je cherche à dilater la première stricture pour arriver plus facilement à la seconde. — Six sangsues sont aussi appliquées au périnée et pendant vingt-quatre heures la miction paraît un peu plus facile. — Toutes les tentatives du cathétérisme restent cependant infructueuses.

Le *23 août*, la vessie remonte jusque vers l'ombilic. Le malade a beaucoup maigri et a un teint jaunâtre. Il se plaint de douleurs qui s'irradient le long des flancs jusque dans les régions rénales. Je n'ose pas attendre plus longtemps et je propose l'uréthrotomie externe, qui est acceptée. On administre préalablement un purgatif pour vider le rectum.

Le *25 août*, l'opération est pratiquée à la clinique. Le malade est soumis au chloroforme. D'abord, incision sur la ligne médiane depuis les bourses jusque vers l'anus. Puis ouverture du canal en avant du rétrécissement, sur l'extrémité d'une sonde. — Hémorrhagie en jet, provenant sans doute de l'artère bulbeuse. Comme l'artère ne peut pas être saisie avec une pince, je l'entoure d'une ligature médiate avec une petite aiguille courbe. Il subsiste cependant une hémorrhagie en nappe assez gênante pour les recherches ultérieures. — Avec un stylet je traverse facilement le premier rétrécissement et je l'incise ; mais il m'est impossible de trouver le passage du second avec le bistouri. Je cherche à le diviser dans son axe, et par des pressions sur l'abdomen je fais sourdre l'urine par la plaie. Après quelque temps de recherches, la pointe boutonnée de mon gorgeret uréthral file dans le réservoir urinaire ; il s'en écoule un flot de liquide. Rien n'est plus facile alors que de glisser une sonde dans le méat et de la diriger dans la vessie, sur la gorge de mon instrument. L'hémorrhagie en nappe persistant toujours, je tamponne la plaie avec de la charpie, disposée en queue de cerf-volant.

26 août. Hier, dès deux heures de l'après-midi, j'ai retiré le tampon, pour ne pas laisser de corps étranger dans la plaie et je l'ai remplacé par une vessie de glace appuyée contre le périnée. L'hémorrhagie ne s'est pas reproduite.

Aujourd'hui le malade va très-bien; la sonde fonctionne.

28 août. La sonde a glissé, je la remplace sans difficulté et sans avoir besoin de toucher à la plaie périnéale.

A partir de ce moment, la guérison marche sans aucun incident. Le malade garde la sonde à demeure jusqu'à la fin de septembre sans en souffrir. Il quitte alors le service, n'ayant plus qu'une légère fistulette et urinant à plein jet par le canal.

Dans ce cas, l'indication de pratiquer l'uréthrotomie externe était encore plus positive que dans le précédent. La rétention était complète, sauf quelques gouttes, qui passaient par regorgement. Cependant la partie membraneuse du canal avait résisté à la pression et il n'existait pas encore d'abcès au moment de l'opération. Par contre les douleurs qui remontaient le long du trajet des uretères jusqu'aux reins, indiquaient les effets dangereux de la stase urineuse et appelaient une intervention chirurgicale active. Chez ce malade aussi le pertuis rétréci du canal ne peut pas être retrouvé, même pendant l'opération, mais la continuité du canal n'en fut pas moins rétablie d'une façon satisfaisante.

En 1865 je rencontrai une troisième fois l'occasion de pratiquer l'uréthrotomie externe pour un rétrécissement infranchissable ou plutôt pour une véritable oblitération de l'urèthre. Le malade succomba dans la suite, malgré l'opération, mais aussi les circonstances étaient tellement graves que j'aurais probablement préféré la simple ponction de la vessie, si une infiltration urineuse très-étendue du périnée et du scrotum ne m'avait forcé de toute manière à pratiquer une large incision dans cette région.

Obs. IV. *Rétrécissement ancien, oblitération de l'urèthre, infiltration urineuse. — Marasme. — Uréthrotomie externe sans conducteur. — Mort.*

Le *29 août 1865* on apporte à la clinique chirurgicale un homme de soixante-deux ans, dans le dernier degré de marasme, très-amaigri, la peau ridée et jaunâtre, ne répondant presque pas aux questions. Le long du dos il existait plusieurs plaies, suite de décubitus. Le malade se plaint seulement de ne pouvoir marcher depuis deux ou trois mois. Je suppose quelque lésion spinale et, plaçant la main sur le ventre pour voir si la vessie n'est pas paralysée et distendue, je trouve effectivement le globe vésical. Le cathétérisme est immédiatement pratiqué; mais la sonde rencontre un obstacle invincible au niveau de la partie postérieure des bourses. Des bougies de plus en plus fines ne passent pas mieux. Je reconnais alors que le périnée et le scrotum sont tuméfiés, rouges et chauds au toucher. Il existe sans aucun doute une infiltration d'urine dans cette région. En pressant le malade de questions, je finis par apprendre qu'il éprouve depuis vingt-cinq ans des difficultés dans la miction à la suite de plusieurs blennorrhagies. Depuis dix-huit mois il ne pisse plus que très-péniblement. Un officier de santé a essayé de le sonder sans succès, et, par une incurie incroyable, le malade est resté dans cet état sans recourir à d'autres conseils. Il y a deux jours qu'il n'a pas rendu une goutte d'urine.

L'état général me paraît tellement grave que j'hésite à entreprendre quoi que ce soit. Je prescris de donner alternativement des cuillerées de vin de quinquina et de bon bouillon, me réservant d'agir le lendemain matin si les forces se sont un peu relevées.

Le *30 août*, je trouve le malade dans le même état. Le pouls présente peut-être un peu plus de résistance, mais le scrotum a notablement augmenté de volume. Il est donc nécessaire de faire une incision extérieure et je me décide à en profiter pour chercher à fendre le rétrécissement et à donner issue à l'urine. Comme cependant l'état général défend une opération prolongée, j'en limite d'avance la durée à un bon quart d'heure, sauf à la laisser incomplète et à remédier à la rétention d'une autre manière.

Le malade est soumis à l'action du chloroforme et placé dans la position de la taille. La première incision le long du raphé périnéal ouvre une collection purulente. En y introduisant le doigt, je puis le recourber circulairement autour du canal de l'urèthre et je reconnais que le bulbe est complétement décollé de l'aponévrose moyenne. Le canal est ensuite ouvert en avant de la stricture; le tissu spongieux est oblitéré et transformé en une masse inodulaire, qui ne se laisse pas traverser par le stylet, quoiqu'en la saisissant entre le pouce et l'index gauche je puis l'explorer à mon aise. Cependant l'urine coule facilement par la plaie à la moindre pression sur l'hypogastre. Pour me donner du jour, je divise la masse inodulaire en travers à sa partie postérieure et je reconnais facilement l'ouverture par où s'échappe l'urine. Le gorgeret uréthral y est introduit et glisse dans la vessie; puis j'y conduis une sonde, que je fais passer à côté de la partie du canal qui est oblitérée. En dernier lieu je pratique encore cinq ou six incisions, de 2 centimètres chacune, sur le scrotum et j'en exprime près d'un demi-litre de sérosité urineuse. Toute l'opération n'a pas duré plus de vingt minutes.

Dans les premiers jours le malade se relève un peu sous l'influence d'un traitement tonique. Mais bientôt le tissu cellulaire des bourses devient gangréneux, malgré des fomentations de camomille, largement arrosées d'alcool camphré. Il survient des frissons et l'opéré s'éteint le 6 septembre, le neuvième jour de son entrée.

A l'autopsie, nous constatons que la vessie est revenue à ses dimensions normales; les uretères ne présentent aucune trace de dilatation; les deux reins sont petits, un peu graisseux. Le phlegmon gangréneux du scrotum n'a pas dépassé l'aponévrose moyenne. Pas plus que sur le vivant, je ne puis retrouver de pertuis dans la portion oblitérée du canal, qui a 2 centimètres de longueur.

Si l'uréthrotomie externe n'a pu sauver ce malade, elle a au moins permis de rétablir le cours normal des urines sans ajouter de nouveaux dangers à ceux qui existaient déjà. On aurait peut-être pu songer dans ce cas à pratiquer l'extirpation des tissus indurés à l'exemple de M. Bourguet (d'Aix) (*Gaz. des Hôpit.*, 1863, p. 418) et de quelques chirurgiens anciens.

Cette opération est peut-être rationnelle dans les cas où le canal est entouré d'une masse inodulaire très-épaisse et d'une faible longueur. Mais de toutes façons on n'évite pas la reproduction d'une cicatrice circulaire qui devra se contracter de nouveau après un temps plus ou moins long, à moins qu'on ne revienne incessamment à la dilatation. Il n'y a donc pas grand avantage à faire cette extirpation.

§ 2. *Rétrécissements infranchissables aux instruments, sans rétention d'urine.*

Cette classe de strictures est nécessairement d'autant moins nombreuse que le chirurgien lui-même est plus habile, et c'est dans ces cas que les praticiens qui nient d'une façon absolue l'existence des rétrécissements infranchissables, ont beau jeu. Puisque l'urine passe, disent-ils, la bougie doit passer aussi, à condition qu'on y mette de l'adresse et de la persévérance. Mais d'abord a-t-on toujours traversé la stricture et n'a-t-on pas quelquefois passé à côté, quand, après des semaines de tentatives réitérées, on a fini par arriver dans la vessie? On me dira peut-être que le résultat est le même, pourvu qu'on parvienne au réservoir urinaire. Je ne le pense pas; car l'on se trouve alors dans les conditions d'un cathétérisme forcé, qui, à mon avis, laisse le malade dans une situation plus grave qu'une uréthrotomie externe convenablement exécutée. Dans le premier cas, en effet, les tissus contusionnés et irrités par la sonde à demeure fournissent un pus sanieux, qui ne peut que difficilement s'écouler au dehors et donne facilement lieu à des résorptions redoutables; dans le second cas, vous avez une plaie nette et disposée favorablement pour l'écoulement du pus. Une incision au périnée est-elle donc chose si grave qu'il faille la repousser à tout prix?

D'un autre côté, il existe des rétrécissements disposés de telle façon qu'il paraît impossible d'en retrouver le trajet, quoique cependant l'urine les traverse assez facilement. L'observation suivante me semble péremptoire à cet égard.

Obs. V. *Rétrécissement infranchissable aux bougies, quoique perméable à l'urine. — Uréthrotomie externe sans conducteur. — Guérison.*

En prenant le service de chirurgie pendant le mois d'août 1861, j'y trouvai un malade, âgé de trente-neuf ans, sommelier de son état, qui y était entré, trois mois auparavant, pour un rétrécissement de l'urèthre, situé dans la région du bulbe. M. le professeur Sédillot avait déjà essayé, sans succès, de faire pénétrer une bougie dans la vessie. Malgré des efforts persévérants et variés, je ne fus pas plus heureux. Cependant le malade n'avait pas d'accidents, quoiqu'il n'urinât que par un jet très-fin et employât une partie de sa journée à vider la vessie. Jamais aucun instrument ne s'était seulement engagé dans la coarctation; on rencontrait toujours un cul-de-sac lisse, sans trace d'ouverture. Bougies crochues, bougies multiples poussées l'une à côté de l'autre, ou introduites pendant la miction, aucun moyen n'aboutit.

Le malade était lassé de cette situation, qui l'empêchait de se livrer à une occupation régulière, et demandait une solution quelconque. Je finis par lui proposer l'uréthrotomie externe, après avoir toutefois pris l'avis de M. Sédillot, qui voulut bien assister à l'opération et m'aider de ses conseils.

Le *17 août 1861*, j'y procède de la façon ordinaire. Le canal est incisé en avant de la stricture; mais c'est en vain que j'en explore tous les points avec un stylet, je ne trouve aucune trace d'ouverture. Force est donc de diviser les tissus plus profondément en arrière pour ouvrir la portion membraneuse. L'artère bulbeuse droite, qui est coupée dans ce temps de l'opération, exige une ligature. Après quelques recherches infructueuses, j'introduis le doigt dans le rectum, et, pressant en même temps sur l'hypogastre, je fais sourdre un peu de liquide par la moitié gauche de la plaie, où je reconnais un îlot de muqueuse, muni d'une ouverture centrale. Une petite sonde arrive par là dans la vessie. Il ne reste plus qu'à retrouver le trajet rétréci par lequel passait l'urine avant l'opération. En cherchant à droite, vis-à-vis de l'îlot de muqueuse, je finis par découvrir un pertuis, qui n'admet qu'un stylet d'Anel et qui aboutit, dans la partie antérieure du canal, à 2 centimètres au moins en avant du cul-de-sac terminal. Je le fends dans toute sa longueur. Il est évident alors que le rétrécissement très-étroit et tortueux a été divisé en travers par le bistouri. Il était complétement excentrique et sa disposition est représentée par la figure suivante :

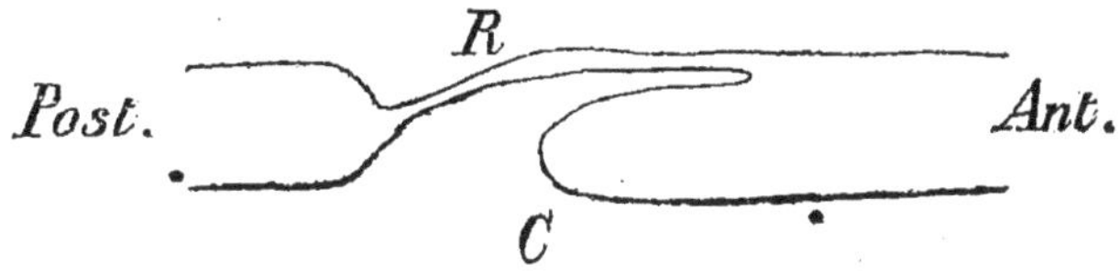

Fig. I. Dessin schématique du rétrécissement de l'obs. V.
R = Rétrécissement. *Ant.* = Partie antérieure du canal. *Post.* = Partie postérieure.

Le cul-de-sac du canal, figuré en *C*, avait été probablement produit par l'action des sondes et des bougies, qui avaient refoulé les parois de l'urèthre au-dessous et en arrière de l'entrée du rétrécissement. Cet effet pouvait se produire d'autant plus facilement que ce dernier n'était entouré que d'une couche inodulaire mince.

Les premiers jours après l'opération, le malade se trouve très-bien et n'a même pas de fièvre.

Le *20 août*, la sonde mise à demeure s'est échappée de la vessie, et, pour la remettre, je suis obligé d'écarter la plaie du périnée pour guider l'instrument vers le bout postérieur de l'urèthre. Il en résulte une hémorrhagie, qui s'arrête cependant d'elle-même.

Le *24* et le *26 août*, l'hémorrhagie se reproduit sans qu'on ait touché à la sonde et elle nécessite le tamponnement de la plaie avec du perchlorure. A la suite de ces manœuvres il survient un mouvement de fièvre, de l'anorexie et une grande prostration. — Pot. au quinquina.

Mais bientôt le malade se relève et la guérison marche sans nouveaux accidents.

Le *30 août*, je remplace, sans aucune difficulté, la sonde, qui est altérée. A la fin de *septembre* on peut la supprimer et le *20 octobre* le malade sort entièrement guéri.

Pendant quatre ans je n'en avais pas eu de nouvelles, quand je parvins à le retrouver en *novembre 1865*. Il jouissait d'une bonne santé et avait pris de l'embonpoint, mais se livrait à des excès de boisson; pendant trois ans la miction s'était opérée parfaitement, mais depuis un an le jet de l'urine a diminué de plus en plus et aujourd'hui elle ne sort plus que goutte à goutte. Une fine bougie introduite dans l'urèthre, rencontre, immédiatement derrière le scrotum, un obstacle fibreux, fort dur, qu'elle ne franchit qu'après des tentatives répétées pendant plusieurs jours. La cicatrice périnéale est solide et peu apparente. Une fois le rétrécissement franchi, M. Rigaud, dans le service duquel il était rentré, applique son dilatateur parallèle, et depuis le malade a eu soin de se sonder régulièrement.

Pour le moment je ne m'occuperai point de la question de récidive, que je me réserve de traiter à la fin de ce travail; je n'appellerai l'attention que sur un point: sur la forme toute particulière de cette stricture, qui défiait nécessairement le cathétérisme le mieux combiné, tout en laissant passer l'urine assez librement.

Les cas de cette nature sont assez rares, cependant ils existent; quelle est alors la conduite que doit tenir le chirurgien? Abandonner le malade dans cet état ne me paraît pas sans danger, car tôt ou tard il surviendra des complications graves du côté de la vessie ou des reins, sans compter la menace constante d'une rétention d'urine complète.

Il faudra donc encore avoir recours à l'uréthrotomie externe, qui offre la seule solution possible; mais comme ce n'est plus alors une opération d'urgence et que d'ailleurs elle offre certains dangers, le chirurgien ne devra s'y résoudre qu'après avoir épuisé *pendant deux ou trois mois* tous les moyens plus doux. Je pourrais citer plusieurs faits de ma pratique, où je suis resté des semaines avant de passer la première bougie et que j'ai alors menés à bonne fin par les moyens ordinaires; mais des observations de ce genre ont été publiées en assez grand nombre pour qu'il soit inutile d'en rapporter de nouvelles.

Une autre circonstance qui rend quelquefois le cathétérisme impossible, tout en laissant encore filtrer l'urine, c'est la présence de deux rétrécissements distincts, placés à une certaine distance l'un de l'autre. Le premier, surtout quand il est situé au niveau du ligament suspenseur de la verge, emprisonne la bougie et lui imprime fatalement une direction telle qu'elle n'arrive pas à traverser le second. On devrait croire qu'en dilatant préalablement la première stricture, on tournerait la difficulté; mais on ne réussit pas toujours, et c'est ce qui m'a forcé à recourir à l'uréthrotomie externe dans l'observation suivante.

Obs. VI. *Double rétrécissement, avec fausse route intermédiaire, le second infranchissable aux bougies. — Fistules urinaires. — Uréthrotomie externe. — Guérison.*

G..., employé dans une administration, âgé de cinquante-quatre ans, a passé par plusieurs blennorrhagies; depuis cinq ans, le jet de l'urine a commencé à diminuer; depuis deux ans il éprouve des difficultés considérables dans la miction. Plusieurs abcès du périnée ont laissé des fistules. Différents médecins ont essayé successivement de le sonder avec des instruments métalliques et lui ont labouré le canal.

En *juin 1867,* le malade m'arrive à Strasbourg. Il urine goutte à goutte par le méat, en faisant de violents efforts, qui chassent la plus grande partie du liquide par les fistules. La vessie est chroniquement distendue ; elle ne forme pas tumeur, mais se traduit par de la matité à la région hypogastrique. Urines purulentes, sans albumine. État général satisfaisant.

Une bougie filiforme, introduite dans le canal, constate un premier rétrécissement à la naissance du scrotum ; elle le traverse, mais est arrêtée à chaque fois vers la fin de la portion membraneuse.

Après plusieurs jours de tentatives, une bougie conductrice s'enfonce jusqu'au bout sans repousser ; j'y visse la sonde cannelée de l'uréthrotome ; mais quand je pousse cet instrument vers la vessie, il est arrêté vers le milieu du scrotum. En introduisant le doigt dans l'anus, je constate que la bougie est enroulée entre la prostate et le rectum. Je débride néanmoins le premier rétrécissement, espérant réussir plus tard à franchir le second.

Cette opération préliminaire n'amène aucun accident ; la

stricture coupée est dilatée journellement, les fistules se ferment en grande partie (elles naissaient évidemment entre les deux rétrécissements); mais je n'arrive toujours pas dans la vessie, parce que les bougies s'égarent dans la fausse route.

Le malade s'inquiète, son appétit se perd, et pour éviter des accidents plus sérieux, je me décide à l'uréthrotomie externe, qui est pratiquée le 11 juillet 1867, à la maison de santé de la Toussaint, avec l'aide de MM. les docteurs Schnell, Gross, Ed. Bœckel.

Après anesthésie préalable, le périnée est incisé du scrotum à l'anus, puis j'ouvre le canal sur une sonde en arrière du premier rétrécissement. Je tombe dans une cavité anfractueuse, constituée par l'urèthre dilaté. La pointe boutonnée de mon gorgeret uréthral pénètre bientôt dans la vessie, et en appuyant légèrement sur l'instrument, je produis un craquement, qui indique la rupture du second rétrécissement. L'urine coule à flot et une grosse sonde en caoutchouc vulcanisé est fixée à demeure. On constate alors que la fausse route s'étend profondément à droite entre la prostate et le rectum. Une légère hémorrhagie en nappe nécessite un tamponnement de quelques heures avec l'eau de Pagliari.

Frisson, trois heures après l'opération, suivi de chaleur et sueur.

12 juillet. La fièvre a disparu; la sonde fonctionne bien.

21 juillet. Pas le moindre accident depuis ces dix jours. La sonde fait suppurer abondamment le canal. On a pratiqué journellement une injection d'eau froide dans la vessie, pour combattre le catarrhe vésical. La plaie périnéale est fermée dans la profondeur. On retire pour la première fois la sonde et la replace sans mandrin.

Elle est retirée définitivement le lendemain. On se borne à passer tous les jours une sonde métallique.

A la fin de juillet, c'est-à-dire en trois semaines, le malade est totalement guéri de son opération, il ne lui reste qu'un peu de catarrhe vésical.

En résumé, dans les rétrécissements infranchissables sans rétention d'urine il ne faut jamais se hâter de recourir à une opération sérieuse, mais il ne faut pas non plus rester indéfiniment désarmé devant un cas rebelle.

§ 3. *Rétrécissements accessibles aux bougies, mais compliqués de fistules ou de corps étrangers dans la vessie.*

Nous arrivons maintenant à une classe de rétrécissements où l'uréthrotomie externe est loin de constituer la seule méthode de traitement applicable ; mais il s'agit de voir si dans certaines circonstances elle n'est pas la meilleure.

Dans ces cas, du reste, on n'opère plus sans conducteur, de façon à être obligé de chercher péniblement le bout postérieur de l'urèthre, mais on rentre dans les conditions de l'opération de Syme ou de la taille médiane, et la manœuvre est aussi prompte que facile. Le tout se réduit à une incision profonde, faite sur une sonde cannelée.

Pour ce qui est d'abord des *fistules périnéales*, dépendant d'un rétrécissement, nous savons qu'elles guérissent le plus souvent spontanément quand par un traitement convenable on a vaincu la stricture. *Sublata causa, tollitur effectus.*

Parfois, cependant, la guérison se fait attendre fort longtemps, ou elle échoue complétement par suite d'une disposition particulière de la coarctation ou de l'indocilité du malade. D'autres fois c'est le nombre des trajets fistuleux et l'épaisseur du tissu inodulaire qui s'opposent à leur fermeture. Dans tous ces cas, l'uréthrotomie externe offre une précieuse ressource, que les anciens chirurgiens, les Colot, les Palfin, les Petit, savaient parfaitement apprécier. Syme et les médecins anglais lui doivent également de nombreux succès.

J'ai appliqué la même méthode dans un rétrécissement de l'urèthre récidivé après l'uréthrotomie interne et compliqué de fistule.

Obs. VII. *Rétrécissements de l'urèthre avec abcès des bourses. — Uréthrotomie interne. — Plus tard récidive avec fistule périnéale. — Uréthrotomie externe. — Guérison.*

D..., âgé d'une cinquantaine d'années, mécanicien dans une grande usine, est atteint depuis plus de sept ans d'un rétrécissement uréthral, pour lequel il n'a jamais fait de traitement sérieux. Je le vois pour la première fois en octobre 1859, en consultation avec le professeur Schützenberger et le docteur Robert. En l'examinant, nous trouvons dans les bourses, à la racine de la verge, une tumeur urineuse, grosse comme un œuf de poule, enflammée et donnant lieu à de la fièvre. Quand je la comprime, il sort un peu de pus par le canal. L'urine ne s'écoule que goutte à goutte, et le cathétérisme indique un premier rétrécissement juste en avant du scrotum; un autre plus étroit est situé dans la partie membraneuse et n'admet qu'une bougie fine.

Le *29 octobre*, j'incise l'abcès. La majeure partie de l'urine coule alors par la plaie. Huit jours plus tard, quand tout mouvement fébrile a disparu, je divise largement les deux strictures avec l'instrument de M. Sédillot. Une bougie à boule de 8 millimètres arrive facilement jusqu'au col.

A la suite de cette uréthrotomie interne, les urines reprennent leur cours normal, et en *janvier 1860*, la plaie de l'abcès est complétement cicatrisée; l'urèthre admet encore sans peine des bougies de 5 millimètres.

Dans le courant de l'hiver le malade, très-imprudent, s'attire un catarrhe vésical, et bientôt le jet de l'urine commence à diminuer. Pendant l'été 1860, M. D... est souvent obligé de passer une petite sonde olivaire pour évacuer les urines. Bientôt il se forme au périnée, immédiatement derrière les bourses, une tumeur urineuse dure, d'ailleurs indolente.

C'est alors qu'il me rappelle et demande à être débarrassé radicalement de son rétrécissement et de sa tumeur. Je propose l'uréthrotomie externe, qui est acceptée et pratiquée le *12 novembre 1860*.

L'opération est des plus simples. Une bougie est introduite dans la vessie pour servir de conducteur, et de plus, une grosse sonde est poussée dans le canal jusqu'au rétrécissement. Une longue incision fend alors le raphé périnéal depuis les bourses jusque vers l'anus, et divise en même temps la tumeur urineuse. Elle contient, au centre, du pus et quelques fongosités. Puis on ouvre le canal sur le bec de l'algalie en avant du rétrécissement et l'on introduit à travers ce dernier une sonde cannelée, qui sert à la diviser. Une grosse sonde en gomme est alors introduite dans la vessie et fixée à demeure; elle constitue tout le pansement.

La guérison marcha sans le moindre accident; les sondes furent changées régulièrement tous les cinq ou six jours, et le *10 décembre,* la plaie était fermée et D... reprenait son travail.

Dans ce cas, l'uréthrotomie externe aurait peut-être été inutile, si le malade avait voulu se soumettre à un traitement régulier après la section interne. Mais je l'avais vu tellement impatient et indocile, qu'après la première récidive je jugeai nécessaire de lui appliquer immédiatement une méthode plus grave, mais aussi plus radicale.

De tous mes opérés, c'est celui que j'ai cru le plus sûrement à l'abri de toute récidive, parce que son canal avait subi le moins de délabrement. Si j'avais publié ce mémoire il y a deux ans, j'aurais affirmé la durée de la guérison, car je rencontrais quelquefois le malade jouissant d'une excellente santé, quoiqu'il ne fît jamais usage de la sonde, contrairement à mes recommandations. Quelle ne fut pas ma surprise quand je fus rappelé auprès de lui, en décembre 1867, sept ans après l'uréthrotomie, pour une rétention d'urine! Le canal était redevenu très-étroit, et il fallut quelques tâtonnements pour y faire passer une bougie filiforme, qui permît de pratiquer l'uréthrotomie interne. Il est vrai que la dilatation marcha ensuite très-rapidement.

Cette récidive, survenue après sept ans, doit mettre en garde contre toutes les observations de prétendue guérison radicale.

Chez un autre malade, dont je vais rapporter l'observation, les fistules, par leur nombre et leur étendue, auraient déjà nécessité l'uréthrotomie externe, mais il existait en outre une oblitération presque complète du canal.

Je rapporterai l'opération avec quelques détails, parce que de tous les cas elle me présenta le plus de difficultés.

Obs. VIII. *Oblitération de l'urèthre, nombreuses fistules périnéales et scrotales. — Uréthrotomie externe. — Guérison.*

Alexandre F..., détenu depuis plusieurs années à la Maison centrale d'Ensisheim, est évacué en avril 1866, à l'hôpital civil de Strasbourg, pour y être traité d'une affection grave des voies urinaires. C'est un homme de quarante-quatre ans, d'une constitution robuste, qui a eu dans sa jeunesse une blennorrhagie bientôt suivie d'un rétrécissement. Un traitement institué à l'hôpital Saint-André, de Bordeaux, l'en débarrassé pour dix-huit ans. Pendant son séjour en prison, la coarctation se reproduisit et ne fut pas traitée jusqu'à ce qu'elle eût produit les désordres actuels.

Le scrotum, traversé par cinq ou six trajets fistuleux, tous situés du côté gauche, forme une tumeur très-dure, de consistance ligneuse, ayant à peu près le volume d'une tête de fœtus; ces trajets sont étroits et tortueux et ne laissent pénétrer un stylet qu'à quelques centimètres de profondeur. L'urine s'écoule presque en totalité par ces ouvertures et il n'en passe que quelques gouttes par le méat urinaire. Le fourreau de la verge et le prépuce sont également indurés et infiltrés et forment un phymosis. Malgré ces lésions, l'état général est satisfaisant; le malade a de l'appétit, est sans fièvre et sa vessie ne paraît pas distendue.

Me trouvant alors chargé de la clinique, je commence par fendre le prépuce et je cherche à retrouver le passage normal. Les bougies les plus fines s'arrêtent invariablement vers le milieu du scrotum, sans même s'engager dans le rétrécissement.

Après quelques jours de tentatives, je me décide d'autant plus promptement à l'uréthrotomie externe, que l'état calleux des fistules semble l'exiger à lui seul.

L'opération est pratiquée à la clinique le *25 avril 1866*, après la préparation d'usage.

Je commence par fendre le scrotum sur la ligne médiane et j'ouvre la partie antérieure du canal sur le bec d'une sonde poussée jusqu'au rétrécissement. Les tissus indurés crient sous le scalpel et le tissu spongieux du bulbe est complétement oblitéré. J'explore alors avec un stylet le cul-de sac antérieur de l'urèthre pour trouver un pertuis, mais c'est en vain. Force est donc de prolonger l'incision vers l'anus et de chercher directement la portion membraneuse. Le volume considérable du scrotum gêne beaucoup ce temps de l'opération et rend la plaie beaucoup plus profonde qu'à l'ordinaire. De plus, le développement inégal des deux moitiés du scrotum me fait dévier insensiblement de la ligne médiane, et un coup de bistouri malheureux ouvre une grosse artère située du côté droit, qui donne un jet de sang considérable; c'est ou l'artère bulbeuse, ou la terminaison de la honteuse interne. Comme il est impossible de la saisir, j'y applique un bourdonnet de charpie, imbibé d'eau de Pagliari, et je le fais maintenir fortement contre la branche descendante droite du pubis. L'hémorrhagie s'arrête. Recherchant alors la position des deux tubérosités ischiatiques, je m'oriente de nouveau et j'incise exactement sur la ligne médiane. Puis jugeant que je suis arrivé sur la portion membraneuse, je dépose le bistouri et j'explore doucement la plaie avec l'extrémité boutonnée du gorgeret uréthral. Bientôt il glisse dans une cavité, et l'urine qui s'échappe le long de la cannelure indique que c'est la vessie. Toute la partie du canal, correspondante au scrotum, paraît oblitérée par du tissu inodulaire. Il ne reste donc qu'à placer une sonde à demeure à travers les parties restantes de l'urèthre.

Après avoir passé par une période de réaction assez vive, le calme se rétablit. Dès le 28 avril on peut commencer à alimenter le malade. La plaie se dégorge et se ferme rapidement, sans aucune hémorrhagie consécutive. Vers le milieu de *mai*, elle est réduite à quelques fistules.

Celles-ci se ferment et se rouvrent alternativement pendant près d'un an. Il est vrai que le malade, loin de désirer une guérison totale, cherche plutôt à entretenir cet état intermédiaire de peur d'être renvoyé à la maison centrale. On l'évacue seulement en novembre 1867; les fistules sont fermées, le scrotum revenu au volume ordinaire et même à la consistance normale; mais le canal, de nouvelle formation, a une grande tendance à se contracter, et sitôt qu'on interrompt, un jour seulement, l'introduction de la sonde n° 20, il faut recommencer le lendemain avec des bougies coniques assez fines.

Cette observation n'est donc nullement favorable à l'uréthrotomie collatérale de M. Bourguet, qu'il faut réserver pour les cas de nécessité absolue.

Comme point de comparaison avec l'observation précédente, j'en citerai une autre, où des fistules presque aussi graves et aussi invétérées ont pu être guéries sans uréthrotomie. Il est vrai que le rétrécissement était facilement dilatable.

Obs. IX. *Rétrécissement peu serré. — Hémorrhagies spontanées. — Nombreuses fistules scrotales avec calculs. — Fausse route. — Cautérisation et incision des fistules. — Sonde à demeure dans le canal. — Guérison sans uréthrotomie.*

Joseph M..., cuisinier, âgé de quarante-six ans, entre à la clinique le 3 septembre 1867. Il a eu dans sa jeunesse plusieurs blennorrhagies fort longues et mal soignées.

Un premier abcès périnéal se forma il y a sept ans, et fut ouvert à la clinique par M. Herrgott; depuis ce temps, le calibre de son canal diminue de plus en plus, quoiqu'il essaie de le maintenir en se sondant lui-même. A plusieurs reprises il se blesse et provoque des hémorrhagies uréthrales.

A son entrée on trouve le scrotum énormément induré, rouge, criblé de fistules qui cheminent en tous sens et donnent issue à une sanie fétide et à de l'urine. Avec une bougie à boule on constate un rétrécissement à 8 centimètres du méat, au niveau du scrotum; cependant une bougie fine pénètre sans difficulté dans la vessie. Une sonde un peu plus forte pénètre à 23 centimètres de profondeur, sans rencontrer d'obstacle, mais aussi sans arriver dans le réservoir urinaire. Le toucher rectal indique qu'elle a pénétré dans une fausse route creusée par le malade. Je m'arme alors d'une sonde métallique n° 15, et en filant le long de la paroi supérieure de l'urèthre, j'arrive sans peine dans la vessie.

Du 4-11 septembre, je répète régulièrement cette manœuvre et j'arrive à introduire le n° 17, quand, dans la nuit, il se déclare subitement une hémorrhagie très-abondante par tous les trajets fistuleux à la fois. On l'arrête avec de l'eau de Pagliari; elle se répète le 12 septembre, à la visite. Cette fois j'emploie le jet d'éther de l'appareil de Richardson, et comme les fongosités des trajets fistuleux me paraissent être la source des hémorrhagies, je les cautérise vigoureusement en y enfonçant un long crayon de nitrate d'argent.

29 septembre. La suppuration ne tarissant pas, je place une sonde à demeure dans le canal et j'incise dans toute leur longueur deux des principaux trajets fistuleux qui s'étendent depuis la partie antérieure du scrotum jusqu'au périnée, l'un à droite et l'autre à gauche de la ligne médiane.

Le *16 octobre.* On est arrivé à placer le n° 20 dans le canal; les fistules incisées sont en bonne voie de cicatrisation, mais il en reste d'autres du côté gauche, où je crois sentir un corps dur avec le stylet. En les débridant, je retire du tissu cellulaire du scrotum trois calculs phosphatiques, gros comme des pois et des fèves de haricot. — Pansement au nitrate d'argent.

A partir de ce moment, la suppuration diminue rapidement, et le 31 octobre, les fistules sont closes; le malade porte la sonde n° 23 (7 millimètres 2/3).

Si dans cette circonstance on est arrivé à guérir le malade sans uréthrotomie, malgré les nombreuses complications, c'est que le rétrécissement était très-maniable. Toutes les fois que cette condition existera, on pourra se dispenser de recourir à la section périnéale. Le traitement n'en sera guère raccourci, mais il s'achèvera avec moins de risques.

Les mêmes considérations s'appliquent aux rétrécissements compliqués de corps étrangers dans la vessie. Là encore, dans un certain nombre de cas, on peut d'abord rétablir les voies naturelles par la dilatation ou l'uréthrotomie interne, et extraire ensuite le corps étranger par le canal. Mais si ce dernier est très-irritable, ou si la vessie est fortement enflammée, il devient préférable de substituer à ces manœuvres longues et répétées une section périnéale, qui du même coup débarrasse le malade de sa stricture et du corps étranger.

En effet, l'incision de la portion membraneuse permet très-facilement au doigt et par conséquent aux instruments de pénétrer dans la vessie en dilatant la prostate, et d'en retirer un corps de médiocre volume. On rentre ainsi dans les conditions de la taille médiane des anciens (taille membraneuse de Dolbeau). Teale, en Angleterre[1], grand partisan de cette opération, a voulu l'appliquer même aux calculs volumineux; mais la dilatation forcée de la prostate me paraît plus dangereuse que son incision méthodique. Par contre, si le diamètre de la pierre ne dépasse pas 2 centimètres ou 2 centimètres et demi, la simple boutonnière de la portion membraneuse permet de l'extraire sans violence et constitue un procédé moins dangereux que la taille latéralisée.

---

[1] *Med. Times and Gaz.*, 1859, 2e vol., p. 571.

Dans les deux cas qui vont suivre, et dont je ne rapporte que les faits essentiels, puisqu'ils ont déjà été publiés dans la thèse de M. Vincens (Strasbourg 1866, n° 954), j'ai appliqué ces principes avec succès. Chez le premier malade, qui avait une bougie perdue dans la vessie et un rétrécissement très-dur et très-profond, c'est surtout l'état du canal qui m'a décidé à la section externe; chez le second, c'est principalement l'état de la vessie, paralysée et en suppuration, ce qui constituait des conditions peu favorables à la lithotritie.

Obs. X. *Rétrécissement calleux au voisinage de la prostate, perméable aux bougies; bougie perdue dans la vessie. — Uréthrotomie externe, extraction de la bougie. — Guérison.*

M..., né à Colmar, homme vigoureux, d'une quarantaine d'années, dit avoir reçu, il y a vingt ans, un coup de pied au périnée, suivi d'hématurie. Depuis ce moment il a toujours éprouvé des difficultés d'uriner, et à différentes reprises il lui est survenu des abcès au périnée, dont l'un est resté fistuleux.

En novembre 1860, ce malade va consulter un médecin de Strasbourg, qui parvient à introduire une bougie dans le rétrécissement et se propose de faire l'uréthrotomie interne. Il visse la sonde cannelée de l'instrument de M. Sédillot à l'extrémité de la bougie et essaie de la pousser à la suite dans la vessie, mais il ne peut y réussir. Après une dernière tentative, l'instrument est retiré sans la bougie conductrice, qui s'est détachée et est restée dans la profondeur. Je suis appelé en consultation avec M. le professeur Schützenberger, et nous décidons qu'il y a lieu de recourir à l'uréthrotomie externe.

Le *22 décembre 1860*, j'y procède en présence de mes confrères. Le malade étant chloroformé, j'ouvre la portion membraneuse sur une grosse sonde. N'y trouvant pas l'extrémité de la bougie, je cherche à passer une sonde cannelée à travers le rétrécissement, mais sans succès. Je suis plus heureux avec une bougie en gomme; j'y implante alors la pointe du bistouri, et, poussant les deux instruments vers la vessie, je divise la stricture. Elle crie sous le tranchant et paraît située à l'entrée même de la prostate. Immédiatement le doigt peut pénétrer dans la vessie et reconnaît la bougie perdue, qui est retirée avec une pince à pansement.

Une sonde à demeure fut fixée dans la vessie et le malade guérit en très-peu de temps. — D'après les nouvelles qu'il a données deux ans plus tard, la guérison se maintenait bien.

OBS. XI. *Rétrécissement ancien récidivé plusieurs fois, catarrhe et calcul vésical. — Uréthrotomie externe, extraction du calcul. — Guérison* (voy. thèse de M. Vincens, *loc. cit.*).

D..., tailleur, dans la cinquantaine, a été traité, il y a une dizaine d'années, d'un rétrécissement uréthral au moyen de la dilatation instantanée; il resta guéri jusqu'en 1861, où la coarctation reparut et fut attaquée par l'uréthrotomie interne. Après cette opération, on pouvait introduire de fortes sondes dans la vessie, mais il resta néanmoins des difficultés dans la miction.

En *janvier 1862,* le malade s'adresse à moi, en se plaignant de tous les symptômes rationnels d'un calcul, que je n'énumère pas ici. De plus, l'urine répand une odeur infecte et laisse déposer une épaisse couche de pus visqueux; elle ne sort qu'avec un jet très-faible. Une sonde métallique de 5 millimètres est d'abord arrêtée, dans la région bulbeuse, par un rétrécissement fibreux et dur; au moyen d'une pression un peu soutenue on le franchit et l'on tombe d'emblée sur un corps dur et rugueux roulant dans la vessie. Dans l'espace de huit jours, le canal se laisse assez dilater pour admettre un lithotriteur d'enfant, avec lequel je saisis le calcul, et je constate qu'il n'a que 3 centimètres de diamètre. Ces explorations ont amené de fréquents accès de fièvre, qui, combinés avec l'état du réservoir urinaire, me détournent de songer à la lithotritie et me font préférer l'uréthrotomie externe.

L'opération est pratiquée le *19 février 1862,* avec l'aide de MM. les docteurs Ed. Lauth, Müneh et Édouard Bœckel. L'incision faite sur la ligne médiane divise une partie du bulbe, avec le rétrécissement, ainsi que la portion membraneuse jusqu'à la prostate. Cette dernière est dilatée progressivement avec le doigt et un gorgeret boutonné. Les tenettes ramènent alors facilement le calcul brisé en deux morceaux et composé entièrement de phosphates terreux.

Le malade n'a perdu que quelques cuillerées de sang, et pour tout pansement on fixe une sonde à demeure dans le canal.

La guérison de la plaie se fait régulièrement, mais elle est traversée fréquemment par des accès de fièvre et des douleurs néphrétiques; l'urine reste purulente malgré les injections.

Cinq mois après la guérison de l'opération, le malade mourut de néphrite calculeuse suppurée. Les pièces sont déposées au Musée de Strasbourg. A part les lésions du rein gauche, qui renferme un gros calcul, on constate dans le canal, au niveau de la section, une cicatrice lisse, ardoisée, à peine visible. La muqueuse y est simplement un peu moins extensible que dans les parties saines.

§ IV. *Uréthrotomie externe dans les déchirures traumatiques du canal, avec rétention d'urine.*

Si je fais rentrer la déchirure traumatique du canal dans mon sujet, c'est qu'à côté de la blennorrhagie c'est la cause la plus active de coarctations uréthrales. Toute déchirure transversale du canal est un rétrécissement en germe.

Or je suis arrivé à la conviction que l'uréthrotomie externe doit être appliquée à ces ruptures préventivement et avant la formation du rétrécissement consécutif, au besoin dès le premier jour, en tout cas aussitôt qu'il se produit une rétention d'urine et que le cathétérisme est impossible. C'est là une pratique nouvelle et qui peut paraître téméraire, mais qui sauvera, je crois, la vie à un certain nombre de blessés.

On sait que la cause de ces déchirures est le plus souvent contondante et qu'elle agit d'ordinaire sur la région du périnée ou des bourses. Tandis que les téguments restent intacts, le canal est divisé transversalement, soit en totalité, soit seulement dans sa circonférence inférieure. Dans ce dernier cas, une sonde bien dirigée arrive assez facilement dans la vessie en longeant la paroi supérieure, et toute intervention ultérieure devient inutile. Dans le premier cas, au contraire, les deux bouts de l'urèthre, refoulés, aplatis, sont en outre comprimés par l'épanchement de sang, et opposent un obstacle très-sérieux au cathétérisme. Au bout de peu d'heures déjà, le gonflement inflammatoire vient encore augmenter ces difficultés et les rend insurmontables avant plusieurs jours. L'urine est retenue en totalité, ou, s'il s'en échappe quelques gouttes au dehors, ce n'est que l'excédant de ce qui s'est épanché entre les deux bouts de l'urèthre et qui provoque là une infiltration urineuse, dont personne ne peut prévoir l'étendue. Alors, après une temporisation plus ou moins longue, quand l'infiltration est bien prononcée, on pratique des incisions pour combattre et arrêter un mal qu'on aurait mieux fait de prévenir. Enfin, si le malade échappe à ces premiers accidents, il reste à le guérir d'un rétrécissement des plus rebelles, souvent compliqué de fistule urinaire.

Cette conduite ne me paraît pas rationnelle. Si vous pratiquez une incision dans le foyer urineux, vous avez, de fait, atteint le bout postérieur du canal ; pourquoi donc s'arrêter après ce premier temps de l'uréthrotomie et ne pas écarter les lèvres de la plaie pour voir cet orifice et y introduire la sonde poussée par le méat? Le blessé y gagnera énormément, sans nouvelle intervention du bistouri. A en juger par le seul cas que j'ai traité de cette façon, la recherche du bout postérieur du canal est même bien plus facile que dans les uréthrotomies ordinaires.

L'urgence de cette opération est encore plus immédiate quand la déchirure du canal est compliquée de fracture de l'arcade pubienne. Car alors le foyer de la fracture est constamment baigné dans l'urine. Malheureusement cette complication, qui s'est présentée chez mon malade, est souvent difficile à reconnaître d'avance.

OBS. XII. *Déchirure de l'urèthre. — Fracture de l'arcade pubienne. — Fracture du péroné. — Uréthrotomie externe. — Mort par pyohémie.*

Valentin Heitz, de Vendenheim, puisatier, âgé de quarante-six ans, est apporté à la clinique (salle 105, n° 18), dans l'après-midi du 27 octobre 1866. La veille au soir, il est tombé, les pieds en avant, dans un puits de 14 mètres de profondeur et qui contenait très-peu d'eau. Une pièce de bois placée au fond l'a blessé à la cuisse droite et au périnée. Après l'accident il a rendu du sang par le canal et n'a plus pu uriner; plusieurs médecins ont essayé, mais inutilement, de le sonder.

Le *28 octobre*, à la visite du matin, on constate l'état suivant. Apyrexie, intelligence nette. Fracture du péroné droit au tiers supérieur. Forte contusion de l'articulation tibio-tarsienne gauche. Suffusion sanguine le long de la verge; ecchymose considérable au périnée et dans les bourses. Vers le milieu du raphé périnéal on trouve une déchirure de la peau de 2 ou 3 centimètres. Une autre plaie déchiquetée existe à la partie supérieure et interne de la cuisse droite; elle est entourée d'une zone rouge œdémateuse, et c'est par là (non par la plaie du périnée), que s'échappe une certaine quantité d'urine quand le malade fait des efforts de miction. La vessie s'élève à deux ou trois travers de doigt au-dessus du pubis, mais elle n'est pas très-tendue.

Ces lésions constatées, je me mets en devoir de pratiquer le cathétérisme. Mais quand le bec de la sonde arrive vers le ligament de Carcassonne, il tombe dans une cavité assez considérable, dans laquelle on peut le promener librement sous la peau. La déchirure du canal est évidemment très-étendue et ne permet pas de trouver le bout central, même après des essais prolongés. Je pratique alors une large incision sur le milieu du périnée, qui donne issue à de l'urine et à des caillots de sang volumineux. — Lavement purgatif. — Bandage contentif sur le péroné fracturé.

29 octobre. Point de réaction. Les urines coulent maintenant en grande partie par l'incision périnéale; mais la vessie se sent encore au-dessus du pubis.

30 octobre. Le phlegmon urineux de la cuisse a gagné en étendue. Plaque gangréneuse autour de la plaie fémorale. Chaleur à la peau; accélération du pouls, sans frisson initial. Pour parer aux accidents qui menacent, je cherche à mettre une sonde à demeure dans la vessie.

A cet effet, le malade est chloroformé et placé sur le bord de son lit dans la position de la taille. Puis j'introduis une sonde dans la partie antérieure du canal et j'élargis la plaie du périnée depuis les bourses jusque vers l'anus. En écartant les lèvres de la plaie, on aperçoit aussitôt le bout de la sonde libre dans une étendue de 2 ou 3 centimètres. Le bulbe est entièrement déchiré en travers vers son milieu. La moitié postérieure reste collée contre l'aponévrose moyenne et me sert à reconnaître le bout vésical de l'urèthre, froncé en cul-de-poule. Par cet orifice, mon gorgeret uréthral glisse facilement dans la vessie, dont il s'échappe un fort verre de liquide. Une sonde en caoutchouc vulcanisé est fixée à demeure dans le canal.

Reste à s'occuper du phlegmon diffus de la cuisse. La plaque de peau gangrenée est excisée; cinq incisions sont pratiquées au niveau des décollements. En introduisant le doigt par l'ouverture fistuleuse de la partie supérieure et interne de la cuisse, on tombe sur la branche descendante droite du pubis, fracturée en plusieurs morceaux assez mobiles, mais tenant encore aux tissus fibreux.

Tubes à drainage dans les trajets décollés, pour assurer l'écoulement des liquides. Injections antiseptiques.

A la suite de cette opération, le malade se trouve d'abord soulagé; une urine limpide s'écoule régulièrement par la sonde. Mais la fièvre se développe, et dès le *2 novembre* il survient un premier frisson d'infection, qui se répète presque chaque jour. Les traits s'altèrent, le poumon s'engoue, et le *7 novembre*, dix jours après l'accident, le malade succombe à une pyohémie des plus prononcées.

Autopsie. Outre la fracture du péroné et la déchirure de la portion bulbeuse de l'urèthre, déjà constatée sur le vivant, on trouve la partie supéro-interne de la cuisse transformée en un vaste foyer gangréneux. La branche droite de l'arcade pubienne est brisée en deux fragments. La veine hypogastrique, à son embouchure dans la veine iliaque, est remplie par un caillot rouge, mou, d'origine récente; mais plus profondément, cette veine, ainsi que la veine obturative droite, contiennent un thrombus fibrineux, grisâtre, ramolli au centre. Les parois veineuses ne paraissent pas épaissies. Les organes splanchniques abdominaux ne présentent pas d'altérations. Par contre, les deux poumons sont criblés de petits abcès métastasiques et engoués dans leur partie postérieure et inférieure. La plèvre droite renferme un épanchement séro-purulent, provoqué par un abcès sous-pleural rompu. En fendant les ramifications de l'artère pulmonaire, on trouve dans deux de ses branches, aboutissant à des abcès métastatiques, des grumeaux fibrineux provenant évidemment de la veine hypogastrique. (Embolies pulmonaires septiques.)

Chez ce malade, la thrombose veineuse et la pyohémie consécutive ont été causées par la fracture du bassin et non par la plaie périnéale. Sans cette complication, le malade aurait pu guérir; mais en entreprenant l'uréthrotomie dès le premier jour, de façon à détourner l'urine du foyer de la fracture, on aurait peut-être prévenu cette conséquence fatale. Malheureusement la fracture du bassin est difficile à diagnostiquer d'avance; mais de toute manière il y a indication à ouvrir de bonne heure le foyer de sang et d'urine, qui se forme dans le périnée à la suite des ruptures de l'urèthre.

Billroth a décrit un cas assez analogue de déchirure de l'urèthre, compliqué de fracture du bassin (in *Archiv für Chirurgie*, von Langenbeck, 1er vol., 2e livr., p. 478), où l'uréthrotomie, pratiquée le vingt-huitième jour de l'accident, est également venue trop tard pour conjurer une terminaison fatale.

Par contre, Birkett (in *The Lancet*, 22 décembre 1866, observation analysée dans *Gazette hebdomadaire*, 1867, p. 60), a été plus heureux en pratiquant l'opération dans les premières vingt-quatre heures. Il est vrai que son malade n'avait qu'une simple rupture de l'urèthre sans fracture. Birkett jugea à propos de mettre un point de suture sur la déchirure uréthrale, et le rapporteur de la *Gazette hebdomadaire* y attache une certaine importance. Ce qui est plus utile, c'est de pratiquer l'opération de bonne heure.

Dans la chirurgie d'armée on a plus souvent l'occasion d'appliquer ces principes que dans la pratique civile, soit qu'une balle, en contusionnant simplement le périnée, ait rompu l'urèthre sous la peau intacte, soit qu'elle ait blessé directement ce conduit. Dans ces conditions, Stromeyer (*Maximen der Kriegsheilkunst*, 2e édit., p. 468) a appliqué deux fois l'uréthrotomie externe. Legouest (*Chirurgie d'armée*, p. 593) donne le même conseil, mais il ne paraît pas l'avoir mis en pratique. Pirogoff (*Grundzüge der Kriegschirurgie*, p. 615) se borne, dans ces cas, à une incision large dans le périnée, mais il n'applique de sonde à demeure que lorsqu'il y est forcé par la rétention d'urine.

Avant de passer à la description de l'opération, je résumerai dans un tableau les différentes observations qui me sont personnelles.

	DATE de l'opérat.	Âge de l'opéré.	NATURE de la lésion.	ACCIDENTS de l'opération.	RÉSULTATS.	NUMÉRO de l'observation.
			URÉTHROTOMIES SUR CONDUCTEUR.			
1	1859	50	Rétrécis. récidivé avec tumeur urineuse.	—	*Guérison.* — Récidive en 1868, uréthr. interne.	Obs. VII.
2	1860	40	Rétr. traumat. — Bougie perdue dans la vessie.	—	*Guérison,* qui s'est maintenue probablement.	Obs. X.
3	1862	50	Rétr. récidivé. — Catarrhe et calcul vésical.	—	*Guérison.*— 6 mois plus tard, mort par néphr. calculeuse.	Obs. XI.
			URÉTHROTOMIES SANS CONDUCTEUR.			
4	1861	39	Rétr. infranchiss. sans rétention marquée.	Ligat. de l'artère bulbeuse. —Hémorrhagies consécutives le 7e et le 9e jour.	*Guérison.* —4 ans plus tard, récidive et dilatation.	Obs. V.
5	1864	50	Rétr. infranchiss. —Rétention d'urine. — Abcès périnéal.	—	*Guérison,* qui s'est maintenue probablement.	Obs. II.
6	1864	39	Rétr. infranchiss. — Rétention.	Hémorrh. primit. — Tamponnem.	*Guérison.* —Point de nouvelles.	Obs. III.
7	1865	62	Rétr. avec oblitération de l'urèthre. — Infiltration urineuse énorme. — Marasme.	—	*Mort.* — Gangrène du scrotum.	Obs. IV.
8	1866	44	Rétr. avec oblitération. — Fistules très-nombreuses.	Hémorrh. primit. — Tamponnem.	*Guérison.* —Le calibre du canal ne se maintient que par l'usage continuel de la sonde.	Obs. VIII.
9	1867	54	Double rétr. infranchiss. avec fausse-route. — Fistules.	—	*Guérison.* — Le canal se maintient jusqu'à présent.	Obs. VI.
10	1866	46	Déchirure traum. du canal. -Fracture du bassin et du péroné.	—	*Mort* par pyohémie.	Obs. XII.

II. De l'opération et de ses suites.

§ 5. *Manuel opératoire.*

L'uréthrotomie externe est une opération ou très-simple ou très-laborieuse, selon qu'on la pratique avec ou sans conducteur. Elle est applicable à tous les rétrécissements situés au niveau du périnée et du scrotum. Dans la région pénienne, il ne faut pas y recourir, car elle laisserait presque inévitablement une fistule. M. Dudon (Thèses de Paris, 1867, p. 79) l'y recommande néanmoins, mais sans apporter de preuves à l'appui. A moins d'oblitération véritable, les strictures du pénis ne sont d'ailleurs jamais infranchissables.

Avant d'entreprendre l'opération, il faut avoir soin de vider le rectum du malade par un purgatif et des lavements, sinon l'on risque de blesser l'intestin distendu, ou au moins d'être gêné par des évacuations alvines intempestives.

Les instruments nécessaires sont : un bistouri, des pinces, des sondes cannelées de différente grosseur, deux érygnes pour écarter les bords de la plaie ; on y ajoutera de petites éponges montées sur des tiges, une seringue remplie d'eau glacée pour arrêter et absterger le sang, des sondes élastiques et l'appareil nécessaire à l'hémostasie.

Le malade sera placé dans la position de la taille, le siége élevé à la commodité de l'opérateur et dans un jour favorable, car il s'agit de bien voir les moindres recoins de la plaie.

Comme l'opération est toujours douloureuse et souvent fort longue, le malade sera soumis à l'action du chloroforme, mais par les soins d'un aide exercé et sûr, car l'opérateur, en raison de sa position, ne peut nullement surveiller l'anesthésie.

Si cependant la recherche du bout postérieur de l'urèthre se prolongeait, on pourrait laisser l'opéré se réveiller, parce qu'en lui ordonnant d'uriner, on se facilite ce temps de l'opération.

Uréthrotomie sur conducteur. — Quand un rétrécissement est perméable aux instruments et qu'on est néanmoins décidé à recourir à la section externe, il faut avant tout placer un guide sûr dans l'urèthre. L'instrument le plus commode est, sans contredit, le cathéter cannelé de Syme, qui est muni d'un épaulement pour indiquer le siége de la coarctation. Syme recommande d'inciser cette dernière d'arrière en avant, mais cela n'est pas bien indispensable. Si ce cathéter fait défaut, ou si on ne peut l'engager dans la stricture, on se servira de l'instrument courbe que M. Sédillot emploie quelquefois pour l'uréthrotomie interne. La tige cannelée est introduite jusqu'à la vessie, et la gaîne mobile, dont on a retiré la lame, est poussée jusqu'à la coarctation, pour en indiquer le siége. Il est alors très-facile d'ouvrir l'urèthre sur ce point de repère, perceptible à travers les téguments, et l'on achève la section en glissant le bistouri le long de la cannelure de la tige. M. Demarquay a décrit récemment un instrument spécial, destiné à cet usage.

On peut aussi se passer de ces engins et placer une simple bougie dans la stricture pour servir de guide; mais l'opération est moins nette et moins prompte. Une sonde en métal introduite dans le canal, à côté de la bougie, marquera alors l'entrée du rétrécissement.

De toutes les façons, l'opération est facile et n'exige pas de description particulière.

Uréthrotomie sans conducteur. — Il n'en est pas de même quand on doit pratiquer la section périnéale sans guide; car il faut alors chercher le bout postérieur de l'urèthre à la pointe du bistouri, et l'on n'a plus de point de repère comme pour les artères. Aussi plusieurs fois des chirurgiens ont-ils été obligés de laisser l'opération inachevée, et c'est la crainte d'un échec pareil qui détourne quelques-uns d'y avoir recours. Nous allons cependant voir qu'il y a un certain nombre de manœuvres dont l'emploi facilite singulièrement cette recherche, et, pour ma part, dans sept uréthrotomies pratiquées sans conducteur et dans des conditions souvent difficiles, j'ai toujours réussi à pénétrer dans la vessie par le bout postérieur de l'urèthre. Dans la description qui va suivre, je ne ménagerai ni les longueurs ni les répétitions; les chirurgiens déjà expérimentés pourront les trouver oiseux; ceux qui vont pratiquer l'uréthrotomie pour la première fois, ne s'en plaindront pas sans doute.

Le malade étant préparé comme à l'ordinaire, on introduit une sonde métallique dans le canal pour marquer le siége de la coarctation. C'est sur le bec de cette sonde, à 1 ou 2 centimètres en avant de la partie rétrécie, qu'on commence la section des téguments, en se tenant strictement sur le raphé. Le plus souvent il suffit d'inciser le périnée proprement dit, puisque la plus grande partie des rétrécissements siégent au bulbe; mais, s'il est nécessaire, il ne faut pas hésiter à diviser le scrotum sur la ligne médiane; la cicatrisation s'en fait très-bien. Par de petits coups successifs, on arrive sur le bulbe ou le tissu spongieux de l'urèthre, soulevés par le bec de la sonde, et on l'ouvre dans l'étendue de 1 ou 2 centimètres. Des aides doivent écarter les lèvres de cette boutonnière uréthrale avec des érygnes, et puis l'on absterge la plaie avec un jet d'eau glacée.

Il s'agit maintenant d'explorer le cul-de-sac, que l'on vient de diviser pour découvrir l'entrée du rétrécissement. On promènera successivement la pointe boutonnée d'un stylet ou d'une bougie dans toutes les anfractuosités qui se présentent; on cherchera même l'ouverture à quelque distance en avant du fond du cul-de-sac, en se souvenant de la disposition constatée dans notre obs. V. Si l'on réussit à trouver le trajet, le reste de l'opération devient très-simple, puisqu'il suffit de fendre la partie rétrécie sur le conducteur et de placer une sonde.

Mais, quoi qu'en disent certains auteurs, M. Carbonell par exemple (p. 13), on échouera le plus souvent dans cette recherche; car si l'entrée de la stricture était facile à trouver, on y aurait sans doute pénétré avec une bougie introduite par le méat, et l'on aurait été dispensé de l'uréthrotomie externe.

Il faut donc le plus souvent aller directement à la recherche de cette partie du canal située en arrière du rétrécissement. On commencera par entamer le tissu fibreux composant ce dernier; s'il avait peu d'épaisseur antéro-postérieure, on serait très-rapproché du conduit qu'on cherche, et un coup de bistouri donné d'avant en arrière devrait l'ouvrir presque sûrement. Théoriquement, ce serait d'autant plus facile qu'on répète dans tous les traités de pathologie que l'urine, en s'accumulant derrière la stricture, dilate fortement l'urèthre et jaillit à la première piqûre. Malheureusement, cette condition favorable n'existe que rarement d'une façon évidente. Dans aucune des nombreuses uréthrotomies que j'ai pratiquées ou vu pratiquer, on ne constata cette disposition; le plus souvent le canal fut ouvert sans qu'aucun signe extérieur vînt le manifester. Il ne faut pas non plus se figurer qu'on pourra reconnaître la muqueuse uréthrale à sa couleur plus pâle, tranchant sur les tissus voisins. C'est à peine s'il en est ainsi sur le cadavre; sur le vivant, ce signe ne m'a servi qu'une seule fois (obs. V); d'ordinaire le suintement sanguin colore uniformément toute la plaie.

Pour trouver le bout postérieur de l'urèthre, il faut se préoccuper avant tout d'une chose, c'est de rester dans le plan médian du périnée. La partie rétrécie est quelquefois déviée de ce plan par des abcès ou des masses inodulaires; la partie saine située en arrière y reste toujours. Pour bien s'orienter, on aura soin de rechercher la position des deux ischions, et l'on incise d'avant en arrière en partant du cul-de-sac uréthral antérieur et en se dirigeant vers le milieu de la ligne bi-ischiatique. L'index de la main gauche sera placé dans le rectum, pour éviter la blessure de cet organe. On avance à petit coup dans la même direction jusqu'à ce que l'on ait un peu dépassé la profondeur du cul-de-sac uréthral antérieur. A ce moment on doit avoir ouvert la portion membraneuse de l'urèthre; il reste à s'en assurer. On dépose le bistouri pour s'armer d'une sonde cannelée ou du gorgeret uréthral, que nous décrirons un peu plus bas. La plaie est nettoyée avec un filet d'eau, et si l'œil ne suffit pas pour distinguer le canal, on fait exercer une pression sur la région hypogastrique, pour expulser un peu d'urine par la plaie. Au besoin, on laisserait le malade se réveiller pour l'engager à uriner spontanément. On fixe le point de la plaie d'où sourd le liquide, et l'on y porte la pointe du stylet, qui glisse sans effort dans la vessie, ce que l'on reconnaît au filet d'urine qui s'échappe le long de la cannelure.

Souvent il faut répéter cette manœuvre plusieurs fois avant de réussir, et l'on ne doit pas craindre d'y passer 15 à 20 minutes au besoin. En aucun cas il n'est permis d'employer la force, de peur de faire des fausses routes dangereuses et d'ouvrir la porte à des infiltrations d'urine dans le bassin.

Si l'on n'arrive pas au but de cette façon, on étend l'incision un peu en arrière vers le rectum et en haut vers la prostate, toujours sur la ligne médiane, et l'on recommence les recherches avec la sonde cannelée jusqu'à ce que l'on ait réussi; mais il ne faut se laisser aller ni à la violence ni à l'impatience. M. Demarquay propose, dans ces cas, de faire une incision semi-lunaire autour de l'anus, comme pour la taille bilatérale, et de disséquer la face antérieure du rectum jusqu'à la prostate, pour trouver plus sûrement la portion membraneuse. — C'est un délabrement qui me parait inutile. (*Gaz. des Hôpit.*, 1867, p. 79.)

Quelquefois l'existence d'une fistule périnéale ou hypogastrique offre, pour ce temps de l'opération, une ressource qu'il ne faudrait pas négliger. On parvient en effet assez facilement à introduire une sonde à travers la canule hypogastrique jusque dans le col de la vessie, et à la pousser dans la portion membraneuse de l'urèthre. Il se conçoit que l'uréthrotomie externe se pratique alors aussi sûrement que si l'on avait opéré sur conducteur. MM. Sédillot, Chassaignac, Maisonneuve et d'autres chirurgiens encore ont utilisé avec avantage ce moyen.

De même, s'il existe une fistule périnéale, il faut l'explorer avec soin avant l'opération et chercher à introduire par cette ouverture une bougie ou une sonde dans la vessie. On possède alors un guide sûr pour retrouver le bout postérieur de l'urèthre.

Quand une fois on est parvenu dans le réservoir urinaire à travers la plaie périnéale, la partie la plus délicate de l'opération est faite; mais il faut encore la compléter. Il s'agit d'abord de s'assurer qu'entre la boutonnière de la portion membraneuse et le rétrécissement il ne reste pas une partie du canal non ouverte. On engagera donc une sonde cannelée d'arrière en avant dans l'ouverture, et l'on fendra toute la partie de l'urèthre qui serait restée intacte. Quelquefois une portion du canal est transformée en un cordon fibreux solide; M. Bourgnet a conseillé d'extirper cette masse pour avoir un canal de nouvelle formation plus régulier. Mais on gagne peu à cette pratique et elle expose à l'hémorrhagie.

Un autre danger qu'il faut connaître pour l'éviter, c'est de confondre un vaste abcès prérectal avec la vessie. Plusieurs chirurgiens ont commis cette erreur, qui a amené presque chaque fois la mort des malades, puisque le but de l'opération ne se trouvait pas rempli. Nous comprenons en effet que, lorsque la sonde cannelée pénètre profondément dans une cavité dont il coule une certaine quantité de liquide, on s'imagine être dans la vessie. Mais on s'apercevra de l'erreur en ce que le bout du stylet n'est pas assez libre et qu'on ne peut pas le ramener en avant vers la symphyse pubienne. Le toucher rectal éclaire aussi la situation. Enfin, pour lever tous les doutes, il faut introduire une sonde dans la prétendue cavité vésicale et y injecter 300 à 400 grammes d'eau.

Si vous êtes réellement dans le réservoir urinaire, le liquide sera facilement retenu et coulera en jet au moment où vous débouchez la sonde. Dans le cas contraire, il s'écoule au fur et à mesure de l'injection.

Une fois la partie postérieure du canal bien retrouvée, il reste à y placer une sonde à demeure. Ce n'est pas toujours aisé, car le bout de l'algalie, introduite par le méat, a une grande tendance à s'échapper par la plaie. On peut le saisir avec une pince et le diriger vers la vessie entre deux stylets placés dans la portion membraneuse.

Ou bien l'on procède en sens inverse : le bout vésical est d'abord introduit dans la vessie, et l'extrémité externe est ramenée d'arrière en avant vers le méat au moyen d'un stylet aiguillé ou d'une bougie. M. Sédillot adapte à la sonde devant rester à demeure une armature métallique, qui s'accroche à l'anneau d'une bougie conductrice (voy. *Contributions à la chirurgie*, par Sédillot, t. II, p. 262, fig. 22).

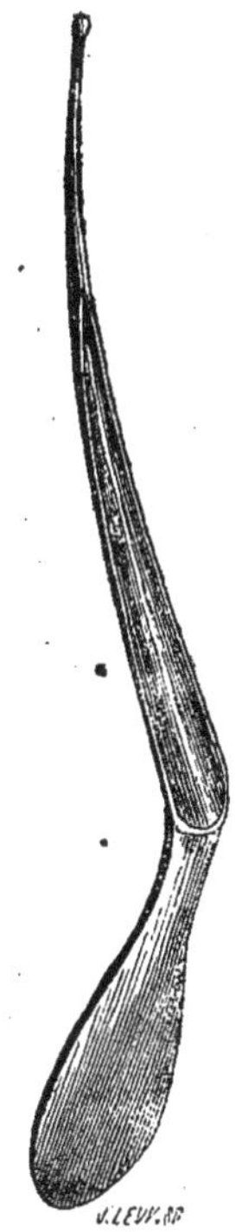

Fig. II. Gorgeret uréthral, à extrémité boutonnée, pour la recherche du bout postérieur de l'urèthre. (Demi-grandeur).

Dans mes dernières opérations j'ai utilisé, pour l'introduction de la sonde, un petit *gorgeret uréthral* (voy. fig. II), que j'ai fait construire à cet usage. Il est assez étroit, légèrement recourbé et se termine en avant en forme de stylet boutonné. Cet instrument me sert d'abord pour chercher le bout postérieur de l'urèthre aussitôt que l'incision est faite. Il a l'avantage sur la sonde cannelée ordinaire d'indiquer clairement quand on arrive dans la vessie, puisque l'urine s'écoule alors à flots le long de sa gorge. C'est aussi le long de cette dernière qu'une sonde introduite par le méat glisse avec la plus grande facilité vers la vessie, de sorte que le complément de l'opération en est beaucoup raccourci. D'autres (Demarquay, Busch) emploient un long mandrin, sur lequel on glisse une sonde percée à son extrémité. Cet instrument leur sert également à remplacer plus tard l'algalie.

Choix de la sonde. — Il est extrêmement important de placer des sondes durables à demeure dans le canal, afin qu'on ne soit pas obligé de les remplacer trop tôt. Tous ceux qui ont pratiqué l'uréthrotomie externe savent combien le changement de sonde peut présenter de difficultés pendant les huit premiers jours. Selon le degré d'âcreté de l'urine, le tissu des sondes résiste plus ou moins longtemps, mais toutes finissent par s'écailler à la surface, et deviennent alors très-irritantes pour le canal.

J'ai remarqué qu'en moyenne les sondes françaises en caoutchouc noir durent de six à huit jours; les sondes dites *anglaises*, de couleur jaune, durent de huit à douze jours.

Enfin, j'ai expérimenté dans ces derniers temps les sondes en caoutchouc vulcanisé, qui résistent beaucoup plus longtemps, et qui, en raison de leur flexibilité, sont aussi plus faciles à supporter. Elles méritent donc la préférence, et on peut les laisser trois semaines en place sans y toucher, ce qui est plus que suffisant; elles ont cependant l'inconvénient d'irriter chimiquement le canal et de le faire suppurer assez abondamment, mais c'est un léger défaut en comparaison des avantages qu'elles présentent.

Un autre point qu'on ne devra pas négliger, c'est de bien fixer la sonde. Il est, en effet, arrivé à différents chirurgiens de ne pouvoir replacer une algalie, échappée par hasard le deuxième ou le troisième jour. Le mode de fixation qui me paraît le plus sûr consiste à enrouler les fils de coton retenant la sonde autour de la verge. Les opérés ne sont guère sujets aux érections et supportent bien cette légère constriction.

Accidents pendant l'opération. — Il n'y en a guère que deux à craindre: c'est de ne pas retrouver le canal, ou de provoquer une hémorrhagie. Le dernier est le plus fréquent; je ne parle pas de ces écoulements de sang en nappe, qui proviennent de la section du tissu spongieux; ils ont l'inconvénient de masquer la vue, mais ils s'arrêtent bientôt spontanément ou par une simple aspersion d'eau froide. Par contre, on a assez souvent des hémorrhagies artérielles, causées surtout par la division du bulbe. Quand cet organe a été sectionné près de la ligne médiane, le jet de l'artère bulbeuse est nul ou peu considérable, et le vaisseau peut être saisi et lié. Quelquefois cependant le fil glisse, et il faut faire alors une ligature médiate au moyen d'une petite aiguille courbe. Mais, à mesure qu'on s'égare sur les côtés, les vaisseaux deviennent de plus en plus gros et il est rarement possible de les saisir avec la pince. Par contre, on a la ressource du tamponnement, qui est d'autant plus effectif qu'on peut comprimer les artères contre la branche descendante du pubis. On fera ce tamponnement avec de la charpie sèche ou imbibée d'eau de Pagliari; mais on doit éviter le perchlorure de fer, qui a l'inconvénient de salir la plaie et de rendre la recherche du canal plus difficile. En tout cas, le tampon ne restera que douze et tout au plus vingt-quatre heures en place; ce laps de temps suffit pleinement pour arrêter définitivement le sang (voy. obs. III et VIII); en le laissant plus longtemps, on risque des accidents de résorption.

Une complication plus grave résulte de ce qu'on ne trouve pas le bout postérieur du canal. Si l'on suit les règles que nous avons données plus haut, cet accident n'arrive guère; mais il faut néanmoins réfléchir d'avance aux mesures à prendre en pareille occurrence.

L'expédient le plus simple, c'est de laisser l'opération inachevée le premier jour, sauf à faire le lendemain des recherches plus fructueuses pour découvrir la portion membraneuse. Comme, le plus souvent, celle-ci a été incisée sans qu'on trouve l'ouverture, le malade est au moins délivré de sa rétention, qui constitue le symptôme le plus pressant. M. Bourguet a opéré ainsi avec succès en deux temps. Quelques chirurgiens anglais de nos jours agissent d'une façon analogue dans les rétrécissements infranchissables compliqués de rétention. Ils font simplement une incision profonde sur le milieu du périnée, espérant que l'urine se fera jour par la plaie, et qu'ils gagneront ainsi le temps d'attaquer le rétrécissement par d'autres moyens.

Mais c'est toujours une extrémité pénible pour le malade et le chirurgien que de laisser une opération inachevée. Aussi M. Sédillot, dans sa dernière édition du *Traité de médecine opératoire*, a-t-il proposé, dans ces cas, de faire une cystotomie sus-pubienne, d'introduire par le col un conducteur dans la partie postérieure du canal et d'achever ensuite l'uréthrotomie comme à l'ordinaire[1].

Je doute cependant que beaucoup de chirurgiens osent recourir à la cystotomie sans le secours de la sonde à dard, et je proposerais d'abord l'expectation simple. De deux choses l'une : ou la portion membraneuse a été ouverte et l'urine s'écoule, alors rien ne presse ; ou bien la rétention subsiste, et l'on pratiquera la ponction hypogastrique aussitôt que le globe vésical sera suffisamment dessiné ; la canule du trocart sert alors à introduire une sonde dans le bout postérieur de l'urèthre.

De toute façon on arrive ainsi à se rendre maître et de la rétention et de la stricture.

§ VI. *Traitement et accidents consécutifs.*

Quand le chirurgien a pratiqué l'uréthrotomie externe et qu'il est parvenu à placer une sonde dans la vessie, son rôle se borne presque à l'expectation. Il faut avant tout s'abstenir de faire un pansement et d'introduire sans nécessité de la charpie dans la plaie. MM. Syme et Sédillot l'ont expressément recommandé, parce qu'ils ont reconnu que le séjour d'un corps étranger provoque facilement des accidents de phlébite et de pyohémie. On se bornera à faire, deux ou trois fois par jour, une injection de vin aromatique pour laver la plaie et stimuler le bourgeonnement.

Quelquefois les lèvres de la solution de continuité ont une

[1] Depuis la publication de ce mémoire dans la *Gazette médicale*, j'ai appliqué ce conseil avec succès sur un enfant de vingt mois, affecté d'une atrésie congénitale de l'urèthre. Ne connaissant pas exactement le siége et la longueur de l'obstacle, j'ai ouvert la vessie au-dessus du pubis ; une sonde introduite d'arrière en avant me permit de diviser sûrement le point rétréci et de rétablir le cours des urines.

tendance naturelle à se mettre en contact et à se souder par première intention. Mais il faut se garder de provoquer cette réunion par des moyens artificiels, tels que des sutures. On cite des cas où cette pratique a été suivie de succès, mais elle fait toujours courir des risques à l'opéré. S'il existe des décollements ou des infiltrations urineuses au moment de l'opération, on s'opposera même à l'union prématurée de la plaie cutanée, de peur de voir subsister des clapiers dans le fond.

L'opéré sera nourri dès le deuxième ou le troisième jour, et le quatrième ou le cinquième jour il faut lui administrer un laxatif doux pour évacuer le rectum, sinon on risque de voir expulser la sonde par les efforts de défécation.

Est-il nécessaire de maintenir une sonde à demeure dans le canal pendant toute la durée du traitement? Syme la retire dès les premiers jours, pour l'introduire ensuite passagèrement tous les matins. Cette conduite réussit quand le canal est peu altéré au moment de l'opération, et elle hâte notablement la guérison; mais si l'urèthre est détruit ou oblitéré dans une certaine étendue et qu'un nouveau canal doive se reformer de toutes pièces, il faut maintenir la sonde jusqu'à la cicatrisation complète.

Les sondes seront remplacées aussi souvent qu'elles perdent leur poli.

A moins de complications particulières, la guérison s'obtient dans un espace de temps qui varie entre trois semaines et deux mois; nous examinerons à la fin jusqu'à quel point elle est durable.

Les premières difficultés du traitement proviennent ordinairement des sondes placées à demeure. Quelquefois elles s'échappent pendant des mouvements intempestifs du malade, ou par l'effet des contractions trop violentes de la vessie ou du rectum, ou enfin elles s'altèrent dès les premiers jours. On évitera en partie ces accidents en n'employant que des algalies de très-bonne qualité, en les fixant avec soin et surtout en ne les enfonçant pas trop avant dans le réservoir urinaire, car c'est là surtout ce qui donne lieu au ténesme vésical.

Si, malgré ces précautions, on est obligé de replacer une sonde peu de temps après l'opération, on essaiera de l'introduire en glissant son bec le long de la paroi supérieure de l'urèthre. Quand le canal n'est pas interrompu dans une partie de son étendue, on y réussit sans peine; mais, dans le cas contraire, l'extrémité de l'algalie s'échappe par la plaie ou laboure les bourgeons charnus en créant une fausse route. Des chirurgiens, même exercés, sont restés dans l'impossibilité de réintroduire une sonde, et ont dû abandonner leur malade dans cet état. M. Carbonell en cite plusieurs cas. On évite cette fâcheuse extrémité en employant la manœuvre suivante, qui n'a jamais fait défaut jusqu'à présent : aussitôt que l'algalie, introduite par le méat, éprouve quelque résistance, on la retire; puis, écartant doucement la boutonnière périnéale, on introduit par la plaie une grosse sonde dans la vessie, ce qui n'est ni difficile ni douloureux. Le long de cet instrument on glisse un gorgeret droit[1], à extrémité ouverte (voy. fig. III), qui n'a que la largeur d'une forte bougie. Ce conducteur placé, rien n'est plus aisé que de retirer la sonde de la plaie, et de la conduire par le méat urinaire jusque dans la vessie.

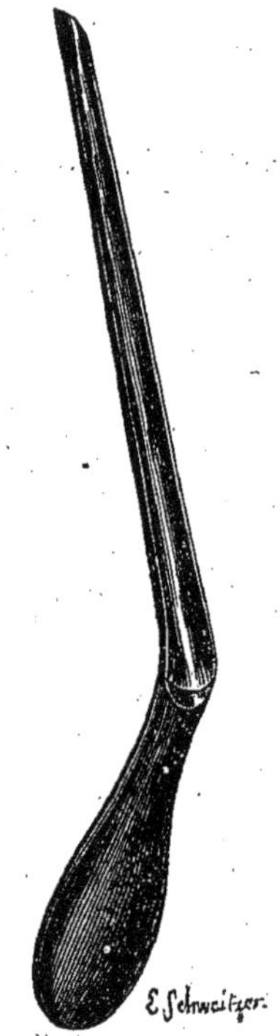

Fig. III. Gorgeret uréthral, à extrémité ouverte, pour le changement de sonde.

L'accident le plus fréquent après l'uréthrotomie, c'est l'*hémorrhagie consécutive.* Elle est à craindre dans les cas où l'artère bulbeuse a été intéressée pendant l'opération. La cause occasionnelle est d'ordinaire le premier changement de sonde, surtout si l'on s'égare dans la plaie périnéale; quelquefois cependant des efforts de défécation suffisent pour la provoquer. Il est rare qu'on perçoive un jet artériel, mais la perte de sang peut être néanmoins considérable. Elle affaiblit et démoralise le malade, et le prédispose d'autant plus à la pyohémie qu'elle nécessite des manipulations prolongées dans la plaie.

[1] M. de Bruns a déjà employé un instrument analogue (voy. thèse de Günther. Tübingen 1857, p. 14), ainsi que M. Bron, de Lyon (*Gaz. des Hôpit.*, 1863, p. 470).

Le meilleur préservatif contre cet accident, c'est de ne pas se mettre dans le cas de renouveler la sonde trop tôt. Quand l'hémorrhagie s'est produite, on n'a guère d'autre ressource que de pratiquer le tamponnement avec l'eau de Pagliari ou les sels de fer. Dans les cas que j'ai observés, soit sur mes propres malades, soit sur ceux d'autres opérateurs, on s'en est toujours rendu maître par ce moyen; mais il faut retirer la charpie au bout de quinze à vingt heures au plus tard.

Les autres accidents qui viennent quelquefois compliquer l'uréthrotomie, tels que la phlébite, l'érysipèle, le phlegmon diffus, la pyohémie etc., tiennent moins à l'opération elle-même qu'au milieu dans lequel on la pratique, et un peu au mode de pansement.

Éviter toute irritation, toute insulte inutile à la plaie, favoriser l'écoulement du pus, fournir de l'air pur aux opérés, voilà ce qui empêchera le mieux ces complications.

Il est cependant une source d'accidents que nous ne sommes pas toujours libres d'écarter, c'est l'inflammation des reins et l'urémie qui en est la conséquence. Bien souvent cette affection existe à l'état latent au moment de l'opération, et celle-ci lui donne alors un coup de fouet fatal. En effet, l'empoisonnement urémique, quoique mal connu dans son essence, prédispose bien certainement aux inflammations de mauvaise nature et à la gangrène. Malheureusement les strictures qui nécessitent l'uréthrotomie externe, ne se rencontrent guère que dans des cas fort négligés et où la maladie a eu le temps de s'étendre à tout l'appareil urinaire. Dussions-nous d'ailleurs soupçonner ces complications, nous ne pourrions pas nous dispenser d'opérer, car il s'agit de remédier à un symptôme urgent, la rétention d'urine. Ces mauvaises chances, provenant des altérations rénales, sont d'ailleurs communes à toutes les opérations sur les voies urinaires. J'ai vu un simple débridement du méat chez un albuminurique donner lieu à un phlegmon gangréneux de la verge et du scrotum.

§ VII. *Statistique de l'uréthrotomie externe sous le rapport du pronostic.*

En faisant abstraction des complications antérieures à l'opération, on peut affirmer que le pronostic de l'uréthrotomie externe est favorable, à condition que l'on observe les règles tracées.

Sans recueillir tous les cas isolés qui ont été publiés et qui pourraient donner un nombre trop considérable de succès, nous n'accepterons que des séries complètes, obtenues par un même chirurgien.

M. Dudon a rassemblé dans sa thèse 31 opérations, résumant la pratique des huit chirurgiens français dont les noms suivent:

	Opérés.	Morts.
MM. Labat . . .	5	2
Verneuil . .	5	»
Broca . . .	1	»
Dolbeau. . .	7	2
Trélat . . .	1	»
Foucher . .	2	1
Demarquay. .	8	1
Marjolin . .	2	2
Total . .	31	8

Nous y ajouterons les six cas de Follin, cités dans la thèse de M. Carbonell, sans être sûr toutefois qu'ils représentent la série complète de ce chirurgien, puis six cas du professeur Bruns[1], de Tübingen, pour lesquels nous faisons la même restriction; enfin les 22 opérations faites à la clinique de Bonn par le professeur Busch[2], et en dernier lieu nos dix malades.

	Opérés.	Morts.	
MM. Follin . .	6	»	
Bruns . .	6	»	
Busch . .	22	6,	dont 3 de pyohémie, 1 de phthisie, 1 de cancer de l'estomac et un dernier de fractures du bassin.
Bœckel . .	10	2,	l'un était dans le marasme avant l'opération, l'autre avait une fracture du bassin.
Total. . .	44	8	= 18,18 °/₀
Total précédent .	31	8	= 25,80 °/₀
Total général. .	75	16	= 21,34 °/₀

Ce résultat comprend également les opérations faites avec et sans conducteur. Or il est évident que ces dernières sont plus graves que les autres, puisque les désordres sont plus

[1] Günther, *Beiträge zur Urethrotomia perinealis*. Tübingen 1857.

[2] Doutrelepont, *Beitrag zur Urethrot. extern.*, in *Archiv für klin. Chirurgie*, von Langenbeck, 1865, 7e vol., p. 458.

avancés. Il est donc utile de séparer ces deux catégories, et nous sommes en mesure de le faire pour tous les cas, sauf ceux de Busch. Nous trouvons alors les chiffres suivants:

Uréthrotomie sans conducteur.

	Opérés.	Morts.
MM. Labat. . .	3	1, d'infection purulente.
Verneuil. .	3	»
Broca. . .	1	»
Dolbeau . .	7	2, de néphrite.
Foucher. . .	1	»
Demarquay .	6	1, d'albuminurie.
Marjolin. .	2	2, de néphrite.
Bruns . .	5	»
Bœckel . .	7	2, d'infection purulente.
Total . .	35	8 = 22,85 °/o

Uréthrotomie sur conducteur.

	Opérés.	Morts.
MM. Labat. . .	2	1, d'hémorrhagie consréc., suite de pourriture d'hôpital.
Verneuil. .	2	»
Trélat . .	1	»
Foucher. . .	1	1, d'infection purulente.
Demarquay .	2	»
Bruns. . .	1	»
Bœckel . .	3	»
Total . .	12	2 = 16,66 °/o

En examinant ces chiffres, on voit que l'uréthrotomie sur conducteur n'a fourni que 16 °/o ou 1/6 de morts, dues à des accidents nosocomiaux et par conséquent évitables jusqu'à un certain point. Pour l'uréthrotomie sans conducteur, nous avons 22,8 °/o ou un peu plus de 1/5 de morts, qui sont dues en grande partie à des néphrites albumineuses antérieures à l'opération, en partie aussi à la pyohémie.

Il est donc permis d'affirmer que les opérés d'uréthrotomie succombent moins à l'opération elle-même qu'aux mauvaises conditions hygiéniques dans lesquelles ils sont placées, ou à des complications antérieures à l'opération. C'est ce qui résulte aussi des chiffres de Thompson (*Stricture of the urethra*, 1858, p. 277), qui a réuni 219 cas d'uréthrotomie périnéale, représentant les séries complètes de trente chirurgiens anglais. Ces 219 cas ont donné lieu à 15 morts, dont 9 par pyohémie, c'est-à-dire 6,84 °/₀ ou à peu près 1 mort sur 14 opérés. C'est un résultat bien plus favorable que les nôtres; mais il faut se rappeler que toutes ces opérations en Angleterre ont été faites sur conducteur, dans des cas relativement légers, d'après les indications de Syme. Tandis que l'uréthrotomie sans conducteur est une opération d'urgence qu'il faut entreprendre, malgré les chances les plus défavorables.

§ VIII. *Durée de la guérison.*

Une dernière question reste à examiner : jusqu'à quel point le canal, rétabli par l'uréthrotomie externe, garde-t-il son calibre?

Pour répondre à ce problème, il est indispensable de suivre les opérés, non pendant six mois ou un an, mais pendant quatre, six et même huit ans. J'ai vu une récidive nécessiter l'intervention de l'art au bout de ce terme extrême. On ne saurait donc être trop circonspect dans son appréciation, et les chirurgiens des grands centres, qui donnent le ton dans la science, sont rarement en position de revoir leurs opérés à si grande échéance.

C'est ainsi qu'a pu s'accréditer l'opinion de Syme, qui préconise l'uréthrotomie externe, même dans les cas simples, parce qu'il croit précisément qu'elle met à l'abri des récidives. Les expériences bien connues de Reybard n'ont fait que donner plus de corps à cette manière de voir. On sait que le chirurgien lyonnais pratiqua des sections longitudinales sur l'urèthre de chiens. Il constata alors que l'interposition du tissu de cicatrice entre les lèvres de la plaie augmentait plutôt le calibre de l'urèthre, et qu'en tout cas la rétraction cicatricielle, se faisant suivant la longueur, pouvait bien raccourcir un peu le canal, mais non le rétrécir. Mais autre chose est de fendre l'urèthre normal d'un chien, et de diviser chez l'homme un canal réduit au volume d'une aiguille à tricoter et noyé dans une gangue cicatricielle.

Les résultats insuffisants obtenus par la section des cicatrices à ciel ouvert devaient déjà le faire pressentir, et Thompson, le premier (*loc. cit.*, p. 289), nous en a fourni la preuve pour les strictures uréthrales. Il a revu un certain nombre des opérés de Syme. Chez l'un d'eux il constata la persistance de la guérison après huit ans, chez quelques autres après un laps de temps moins considérable; mais chez d'autres il y avait récidive. Lui-même a opéré neuf malades, dont aucun n'a été suivi au delà de deux ans et quelques mois, et déjà à cette époque quelques-uns d'entre eux étaient obligés de recourir aux bougies pour maintenir le calibre de leur canal.

M. Carbonell cite également deux cas de récidive; enfin M. Dudon a traité avec soin cette question. Il a cherché à retrouver ses opérés pour s'assurer de leur état; quatre seulement d'entre eux ont été revus, l'un après dix-huit ans, l'autre après sept ans, le troisième après six ans, le dernier après cinq ans. Je ne parlerai pas des dix autres, qui ont été perdus de vue ou examinés moins d'un an après l'opération, ce qui est tout à fait insuffisant.

Quant au premier (revu après dix-huit ans), tout ce qu'on en sait, c'est qu'il se porte bien, mais son canal n'a pas été examiné.

Le second (revu après sept ans) a été soumis à l'uréthrotomie interne un an après la section périnéale. Depuis ce moment, il s'introduit une sonde matin et soir, et grâce à cette précaution, son canal admet facilement une bougie de 6 millimètres.

Le troisième (revu après six ans) garde une fistulette en avant du scrotum; il n'a jamais pratiqué le cathétérisme, mais urine encore en un jet volumineux, dit-il. L'état du canal n'a pas d'ailleurs été constaté par une exploration directe.

Le quatrième (revu après cinq ans) a continué à se sonder régulièrement, car à chaque interruption il constatait une tendance au retour de la coarctation.

M. Dudon cite en outre un opéré de M. Dolbeau, qui a dû recourir à la dilatation moins d'un an après la section périnéale.

Grâce à ma position dans une ville de province de médiocre étendue, j'ai pu suivre bon nombre de mes opérés (voy. tabl., p. 37), et après avoir cru longtemps à la guérison radicale dans certains cas, j'ai été finalement désabusé.

Sur dix malades, trois (obs. IV, XI et XII) sont morts, soit des suites mêmes de l'opération, soit dans le courant de l'année; l'un a été entièrement perdu de vue (obs. III); un autre est opéré de trop fraîche date (obs. VI); deux se prétendent guéris (obs. X et II), mais je n'ai pu examiner leur canal directement. Il reste donc trois malades (obs. VII, V, VIII) qui ont pu être suivis de plus près, et chez tous les trois il est survenu une récidive.

Le sujet de l'obs. VII, très-indocile de sa nature, avait déjà dû être soumis à l'uréthrotomie externe, parce qu'il s'était mal soigné après une section interne. Cette expérience ne le rendit pas plus prudent : il discontinua de nouveau l'usage de la sonde et ne parut pas s'en trouver plus mal. Mais huit ans après la section périnéale, il survint une rétention d'urine. Le canal était devenu étroit, tortueux, difficile à franchir, et il fallut recourir à une uréthrotomie interne pour rétablir le passage.

Le malade de l'obs. V n'avait également pris aucune précaution après l'uréthrotomie et se livrait à des excès de boisson. Au bout de trois ans, le jet de l'urine commença à diminuer, et dans la quatrième année elle ne passait plus que goutte à goutte. Il fallut beaucoup de temps et de soins pour retrouver le passage et obtenir la dilatation.

Enfin le malade de l'obs. VIII n'a jamais pu interrompre l'usage de la sonde pendant plus de deux ou trois jours, sans éprouver les plus grandes difficultés à la remettre. Il est vrai qu'il se trouvait dans des conditions déplorables au moment de l'opération. Son canal avait disparu dans l'étendue de 2 à 3 centimètres, et a dû se reformer de toute pièce autour de la sonde. Cependant M. Bourguet[1] affirme qu'un de ses opérés par uréthrotomie collatérale a pu suspendre l'emploi de la sonde pendant des années, sans voir survenir de récidive. C'est en tout cas un résultat sur lequel il ne faudrait pas compter, et qui est en contradiction avec toute l'histoire des cicatrices.

Outre ces récidives chez mes propres opérés, j'en ai constaté deux autres exemples, que je rapporterai en quelques lignes.

Obs. XIII. Un homme de cinquante-six ans, originaire de Magdebourg, souffre depuis une trentaine d'années de stric-

---

[1] *De l'uréthrotomie externe*, in *Mémoires de l'Académie de médecine*, t. XXVII, 2e part., 1866, p. 167.

tures uréthrales, suite de blennorhagies, pour lesquelles il a été soumis à des traitements variés. En 1854, un chirurgien allemand lui pratique l'*uréthrotomie externe,* mais sans mettre de sonde à demeure. A la suite de cette opération, il urine bien pendant trois ans, mais garde une fistule périnéale; puis la coarctation se reproduit. En 1859, il me consulte; outre trois fistules périnéales et scrotales, il présente un premier rétrécissement à la racine de la verge et un second très-long et très-étroit dans la portion membraneuse. Ce n'est qu'après plusieurs jours et des tentatives répétées que je parviens à introduire une bougie très-fine dans la vessie. L'uréthrotomie interne rétablit le canal; mais, pour maintenir son calibre, il faut un cathétérisme assez fréquent jusqu'à ce jour.

Obs. XIV. L'autre sujet est un ancien soldat de la légion étrangère, nommé Müller, qui a eu des blennorrhagies répétées. De 1842 à 1850 en Afrique, il est atteint à différentes reprises de rétention d'urine. Puis il fait la campagne de Crimée, où il reçoit plusieurs blessures graves, mais sans souffrir de la vessie. En juillet 1862, il entre à la clinique de M. Sédillot avec un rétrécissement très-serré et un morceau de bougie dans la vessie. — *Uréthrotomie externe.* — Il me revient en octobre 1865, avec une stricture des plus étroites et des plus difficiles à franchir. Je lui élargis le canal avec le dilatateur parallèle de M. Rigaud, en lui recommandant l'usage régulier des bougies. Vains conseils. — En février 1866, nouvelle dilatation. — Finalement, il est pris d'albuminerie, et meurt en 1866, à la clinique interne, d'une éclampsie urémique des plus caractérisées.

Voilà donc une série de cas où l'uréthrotomie externe, non suivie d'un cathétérisme régulier, a donné lieu à des récidives complètes avec rétention d'urine. A vrai dire, la récidive paraît être la règle générale chez tous les malades *qui ne font pas usage de la sonde,* et qui ont été observés pendant un temps suffisant. Sans doute, elle ne va pas toujours jusqu'à la rétention, puisque certains opérés urinent encore d'une manière assez satisfaisante après cinq et six ans. Mais leur canal n'a pas été examiné, et si on le faisait, il est probable qu'on lui trouverait tout au plus un calibre de 2 à 3 millimètres, et qui sait ce qui arrivera plus tard? Qu'on se rappelle notre obs. Ire, où la stricture a mis huit ans à se reproduire, jusqu'au point d'amener une rétention.

Si, chez certains opérés anglais, la persistance de la guérison paraît avoir été constatée au bout d'un temps suffisant, c'est que, sous l'influence des idées de Syme, on avait pratiqué la section périnéale pour des strictures insignifiantes; on se trouvait donc à peu près dans les conditions de la taille. Mais quand le canal est transformé en tissu inodulaire sur une certaine longueur, comme c'est le cas dans tous les rétrécissements graves, l'uréthrotomie externe seule ne peut rien contre la rétraction ultérieure, car les cicatrices ont partout les mêmes propriétés.

Il est remarquable, du reste, que le rétrécissement du canal ne se fait sentir que si tardivement. Ce n'est guère en moyenne qu'à partir de la deuxième année, quelquefois même plus tard, que les malades s'aperçoivent de la diminution du jet de l'urine. Les strictures qui récidivent après l'uréthrotomie sont extrêmement irrégulières et tortueuses; toutes les observations l'indiquent, et les malades urinent encore très-passablement quand déjà il est difficile de passer une petite bougie. Par contre aussi, elles se dilatent assez facilement, et l'instrument le mieux approprié à cet effet me paraît être le dilatateur parallèle de M. Rigaud, armé d'une bougie conductrice. Son emploi prépare rapidement la voie et redresse le canal, qu'on achève de dilater avec les bougies d'étain.

Sous le rapport de la persistance de la guérison, l'uréthrotomie externe n'a donc aucun avantage sur les autres méthodes de traitement des rétrécissements, et comme elle est incontestablement plus grave, elle doit être réservée pour les cas de nécessité, tels que nous les avons posés dans la première partie de ce travail. C'est une vérité dont le chirurgien doit être bien convaincu, pour la faire pénétrer à son tour dans l'esprit de ses malades, qui ne sont que trop souvent d'une incurie incroyable. Jamais un opéré d'uréthrotomie externe ne devrait quitter un hôpital sans être muni d'une bougie métallique dont il ait bien appris l'usage.

Strasbourg, typographie de G. Silbermann.

www.ingramcontent.com/pod-product-compliance
Ingram Content Group UK Ltd.
Pitfield, Milton Keynes, MK11 3LW, UK
UKHW031957260826
14628UKWH00005B/2117